急救知识普及读本

杨先梅 / 编著

U0214349

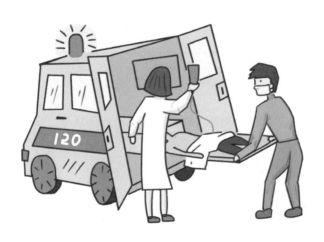

应急管理出版社
·北京·

图书在版编目（CIP）数据

急救知识普及读本/杨先梅编著． -- 北京：应急管理出版社，2019（2022.1 重印）

ISBN 978 - 7 - 5020 - 7826 - 3

Ⅰ．①急…　Ⅱ．①杨…　Ⅲ．①急救—基本知识　Ⅳ．①R459.7

中国版本图书馆 CIP 数据核字（2019）第 283933 号

急救知识普及读本

编　　著	杨先梅	
责任编辑	王　坤　高红勤	
封面设计	何洁薇	

出版发行　应急管理出版社（北京市朝阳区芍药居 35 号　100029）

电　　话　010 - 84657898（总编室）　010 - 84657880（读者服务部）

网　　址　www.cciph.com.cn

印　　刷　天津盛奥传媒印务有限公司

经　　销　全国新华书店

开　　本　710mm×1000mm$^1/_{16}$　印张　8　字数　125 千字

版　　次　2020 年 2 月第 1 版　2022 年 1 月第 3 次印刷

社内编号　20192878　　　　　　定价　28.00 元

前　言

近日，有关部门印发的《健康中国行动》明确指出，急救知识的普及行动是我国健康行动的重要环节。

为什么要将急救知识上升到国家高度呢？这是因为我国国民普遍存在着急救知识缺乏的问题，这导致我们在遭遇灾害和突发事件时，往往缺乏自救和互救能力，使很多原本可以避免的伤亡发生。

所以，掌握一定的急救知识，在专业人员到来之前能够紧急处理一些相关问题，尽最大可能减少因意外导致的伤亡，已经成为我国构建现代化社会的一部分。

日常生活中的事故总是不可避免的，我们的生命安全到底应该如何保障呢？专家认为，遇到紧急情况时，急救知识才是最有用的"救命良药"，所以，急救是所有中国人都应该学习的技能。

日常生活中，我们不但要注重身体健康，更要掌握一些基本的急救

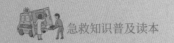

知识，让自己成为一个生命救助者。

本书使用详细的文字和直观的配图，清晰地向读者讲述了现场急救的知识和技术，尤其是对于那些从未了解过急救相关知识的读者，本书是一本可以学得会、用得上的急救读本。

本书涉及的急救类型和内容十分全面，包括基本急救知识、急救方法、意外处理方法及预防疾病措施等，旨在帮助学生和大众掌握基本的急救技能。

本书一共包含八章内容，其主要内容为急救的基本知识、窒息与失去知觉的急救、出血与创伤情况急救、骨折和肌肉损伤的急救、意外事故中的急救、过敏与中毒情况急救、咬伤和蜇伤情况急救以及急症的急救常识。

本书第一章讲述了急救的基本知识。很多人对急救知识知之甚少，并不知急救的基本原则和步骤，因此在患者面前束手无策。本章针对此种现象，用简练的语言向读者介绍了急救应当采取的措施、处理伤员的办法以及家庭必备的急救药箱。

第三章到第七章，针对不同的意外情况，结合患者在现场有可能出现的各种症状，详细地向读者叙述了应当采取的急救措施。

例如，当有人出现心脏骤停时，如果能够把握骤停后的"黄金4分钟"，及时为患者进行心肺复苏，则患者会有50%的复苏可能。因此，本书在这部分用通俗易懂的文字和直观的图案教读者学会心肺复苏法，使读者在面对此种情况时给予患者生机。

如果有人突然晕倒，我们可以通过观察患者的反应，调整患者的体位，并采取一系列的救助方法，帮助其缓解症状。

此外，如果身体发生创伤，或者遭遇触电、溺水、电梯事故等危险时，我们又该如何自救和互救？这里将一一为读者讲解。

第八章主要阐述了一些急症的急救常识。目前世界上有很多急症在时刻威胁着人们的生命，比如心脏病、脑血管病、哮喘等。虽然现在的医疗技术越来越先进、越来越高超，但是在这些分分钟就可夺去性命的急症面前，我们同样需要用一些基本的急救知识与死神做斗争。

"生命诚可贵"，希望读者可以将这些简单、实用的急救知识应用到日常生活中，从而在紧要关头挽救更多可贵的生命！

目　录

第三章　出血与创伤情况急救

第四章　骨折和肌肉损伤的急救

第五章　意外事故中的急救 ●

第六章　过敏与中毒情况急救 ●

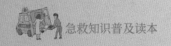
第七章　咬伤和蜇伤情况急救 ●

第八章　急症急救常识 ●

第一章

急救的基本知识

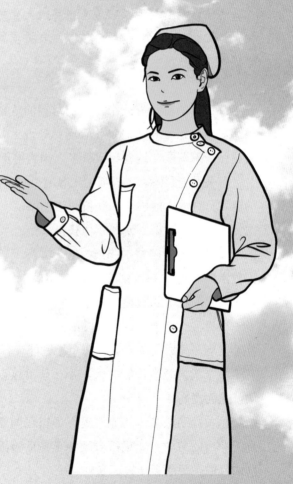

- 什么是急救
- 伤员伤情判断
- 搬运伤员的方法
- 求助措施
- 必备的急救箱

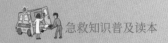

一、什么是急救

急救即紧急救治，它是指当有人发生意外事故或者突发急病时，在医护人员到达现场前，抢救者按照医学护理的原则，充分利用现场物资对患者进行初步救援和护理的过程。

在传统的救护方式中，人们掌握的危重病人急救知识很少，甚至仅仅停留在伤口止血和伤口包扎等简单处理上。针对呼吸心跳骤停的病人，人们往往一筹莫展，这就导致很多人因为得不到急救而失去生命。

有关调查显示，人在呼吸心跳停止的前 4 分钟内，能够成功获得救治的概率为 50%，在前 6 分钟内成功获得救治的概率为 10%，在前 10 分钟内成功获得救治的概率为 1%（见图 1-1）。由此可见，时间对于急救很重要。

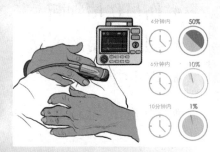

图 1-1　急救时间与成功概率

在日常生活中，将近 70% 的急救事件都发生在家庭之中，如果每个家庭能有 1~2 个掌握急救技能的人，那么就可以为专业的医护人员多争取一些时间，从而提高救治成功率。

急救行动最基本的原则是保证自己的安全。在救治过程中，千万不要进行莽撞的急救。如果抢救现场存在危险因素，那么抢救者不但达不到救助的目的，反而会让自己负伤。

当遇到突发紧急事件时，抢救者应当保持冷静，并清晰地分析现场状况，从而为患者提供有效的救助。在特殊情况下，询问患者的具体情况后才能够采取救助措施。例如，遇到车祸等情况，抢救者应谨记不要轻易搬运伤员，尽可能在现场采取一些救助措施。

对于现场急救，我们要牢记以下几个步骤。

第一，确定患者意识。当有人遇突发事故倒地时，抢救者首先应在患者耳边呼叫或轻拍患者，确认患者是否还有意识。如果患者没有反应，抢救者可以用刺激患者身体的方法来判断其是否有意识。

第二，采取求助措施。抢救者一旦确认患者已经丧失意识，应当立即呼救，请求他人帮助，并及时拨打急救电话。拨打电话时要注意准确叙述患者的病情和事故发生地点，从而便于医护人员及时到达现场进行救治。

第三，采取正确体位。采取急救措施时，抢救者应当根据患者病情，将患者置于正确的急救体位，如心肺复苏急救时，让患者处于仰卧位。此外，抢救者在救助时也要采取正确的急救体位。一般来说，抢救者的体位为两腿自然分开，跪贴或者站立在患者的肩部或腰部。

第四，保持呼吸顺畅。患者发生紧急事故昏迷或者晕厥时，很容易被呕吐物或者其他污物堵塞气道。因此，抢救者在进行救助时，要在最短的时间内解开患者的衣领，并清理患者口鼻内的污物，然后让患者保持头部侧位的姿势，保证呼吸顺畅。

第五，判断呼吸心跳。急救过程中，抢救者可以采用看、听、感觉等方式判断患者是否有呼吸，如果没有呼吸应立即对患者进行人工呼吸。然后，抢救者还要判断患者的心跳、脉搏，如果心跳停止，则应立即对患者进行心肺复苏。

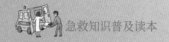

二、伤员伤情判断

对患者进行急救的过程中，对待不同的受伤情况和急症类型，抢救者需要采取的急救措施也不尽相同。因此，判断伤员的伤情是救助的关键。只有我们确切地清楚现场的大致情况和患者伤情，紧急救助才能发挥有效的作用。

救助伤病员时，抢救者应当查明患者受伤的原因，并判断患者的伤情，从而按照严重程度处理伤情。如果患者较多，按照致命伤—危重伤—中重伤—轻伤的顺序，依次对患者进行急救。一般判断伤情时，有初级检查、次级检查、全身检查三个步骤。

1. 初级检查

判断伤员伤情，最重要的目的是尽快分清和处理可能威胁患者生命的伤情，从而及时对致命伤进行紧急救助。判断伤情时，抢救者应当遵循"ABC"法则：气管（Airway）、呼吸（Breathing）、循环（Circulation）（见图1-2）。

第一，检查患者的气管是否顺畅。抢救者呼喊患者，如果患者能够交谈，表明患者的气管是畅通的。如果患者无法做出回应，那么气管则处于没有打开或者不畅通的状态。气管如果堵塞会妨碍患者的呼吸，从而导致窒息，甚至死亡。

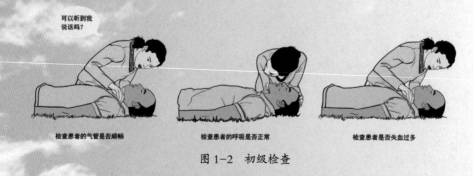

图1-2 初级检查

　　第二，检查患者的呼吸是否正常。如果患者不能正常呼吸，抢救者应当立即拨打急救电话，并对患者进行心肺复苏（包括胸部按压和人工呼吸）；如果患者可以正常呼吸，抢救者应当帮助患者检查并处理可能会引起呼吸困难的症状。

　　第三，检查患者是否失血过多。如果患者有出血的情况，抢救者应当立即采取止血措施，避免患者因为失血过多而休克，并且立即拨打急救电话请求救援；如果患者没有出血的情况，则应对患者进行下一步检查。

　　2. 次级检查

　　对患者进行初级检查后，抢救者已经基本处理好危及患者生命的伤情，下一步需要做的就是通过患者本人或者周围的人询问患者情况，从头到脚对患者进行系统检查。在条件允许的情况下，抢救者应当将了解到的情况记录下来，转交给专业人员进行诊断。

　　次级检查的主要内容包括：查看能力障碍，即患者的反应程度；脱掉或者剪开患者的衣服，进行伤情检查；查找引起患者伤情或者急症的原因，以及相关的病史；观察患者目前表现出来的伤情，如是否存在肿胀、出血、变形或者有异味等表象。

　　3. 全身检查

　　询问完患者的病史和症状后，抢救者接下来需要对患者全身进行详细的检查。进行全身检查时，患者应当运用视觉、听觉、触觉、嗅觉等感官体验，对患者进行从头到脚的检查。

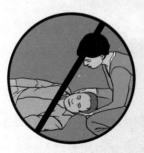

图 1-3　错误示范

　　对患者进行全身检查时，不要轻易移动患者。如果患者可以应答，最好保持患者原有的体位或者调整为适合救治的体位；如果患者无应答但仍有呼吸，抢救者可以将患者调整为复原卧位，错误示范如图 1-3 所示。

　　进行全身检查时，抢救者应当首先检查患者的呼吸和脉搏，然后按照从头到脚的顺序进

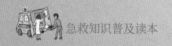

行检查。在检查过程中，抢救者不要遗漏一些潜在的严重伤情。此外，在检查时如果注意到有某些轻伤，先不要急着处理，等全身检查完毕后，再处理，以防某些严重的伤情危及患者生命。

三、搬运伤员的方法

搬运伤员是指抢救者完成对患者初步的急救后，安全迅速地将患者送到医院或者救护站进行治疗。搬运伤员的主要目的是，让伤员迅速得到医疗机构的专业治疗，避免延误抢救治疗时机，以及有效预防伤员受到二次伤害。

搬运伤员时，应当采取适当的方法和工具。抢救者一旦搬运不当，轻者会加重伤员的痛苦，重者会导致伤员身体发生不可逆的损伤。因此，在搬运伤员时，抢救者要根据不同的伤员和伤情，运用科学的方法进行搬运。在搬运时，抢救者的动作要尽量轻且快。

搬运伤员之前，抢救者应当检查伤员的生命体征和受伤部位，尤其要检查好伤员的头部、脊椎、胸部是否有外伤，以及颈椎是否受到损伤。针对创伤出血或者骨折的伤员，抢救者应当先行止血、包扎和固定，然后再采取相应的搬运措施。

具体来说，搬运伤员的方法分为单人搬运、双人或多人搬运两种。单人搬运包括扶持法、抱持法、背负法等；双人或多人搬运包括椅托式搬运法、床单式搬运法、担架搬运法。

1. 单人搬运法

（1）扶持法。扶持法适用于下肢受伤的伤员或者病员，搬运姿势为抢救者将伤员的手搭在自己的肩上，然后帮助伤员前行。此方法比较方便快捷，但不适合搬运骨折的伤员（见图1-4）。

（2）抱持法。抱持法适用于需要短距离救护的婴儿或者体重较轻的伤员。抱持法的姿势为，抢救者一手抱住伤员的背部，另一手抱住伤员的腿部，让伤员的双手环绕自己的脖颈。此种办法对抢救者的体力要求比较高，但不适合脊椎损伤或者骨折的伤员（见图1-5）。

（3）背负法。背负法主要用于较长距离的搬运，但不适用于失去知觉和骨折的伤员。背负法的搬运姿势为伤员趴在抢救者的背上，抢救者双手抱住伤员的双腿（见图1-6）。

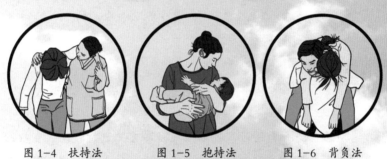

图1-4　扶持法　　　图1-5　抱持法　　　图1-6　背负法

2. 双人或多人搬运法

（1）椅托式搬运法。椅托式搬运法适用于胸腔积液、呼吸困难、心衰的伤员。搬运姿势为，两名搬运者相对而立，四手相握成"井"字形（见图1-7），伤员两手分别搭在两位搬运着的颈部，并坐在"井"字形的手臂上。

（2）床单式搬运法。床单式搬运法是指运用毛毯或床单等工具进行搬运。搬运时，搬运者需要将床单或者毛毯铺在伤员身体下面，然后两人抓住床单或者毛毯的四角搬运伤员。床单式搬运法主要适用于现场没有足够材料，但伤员已经失去知觉的情况。

（3）担架搬运法。担架搬运法是搬运伤员最常用的方法。搬运时，如果现场没有专业的担架工具，搬运者可以利用门板、床板、椅子等临时工具代替担架（见图1-8）。

使用担架搬运法的正确姿势为：让伤员两腿伸直，两臂垂于身体两侧。两名搬运者托着伤员的腿部和臀部，另外两人托住伤员的头和腰部，然后一起将伤员放置在担架上，再用枕头、衣物、沙袋等物品垫在伤员的腰两侧，

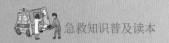

并注意采取保暖措施。

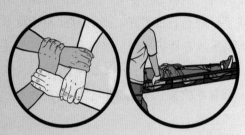

图 1-7 椅托式搬运法 图 1-8 担架搬运法

四、求助措施

抢救者对患者进行救助时，可以采取多种方式进行救助。在救助之前抢救者必须确定救助的类型和取得救助的途径。如果患者的伤情比较轻，可以采取自行救助的方式。如果患者的伤情比较严重，抢救者必须采取一些有效的求助措施，从而迅速让患者得到专业的救治。

进行急救时，如果患者的伤情不严重，抢救者可以跟患者解释伤病的处理办法，并让患者自行决定。如果患者的伤情比较严重，抢救者在对患者采取急救措施的同时，还需要采取必要的求助措施，从而帮助患者迅速得到专业救治。

一般情况下，抢救者在急救现场可以采取的求助措施有两种：一是电话求助专业医疗人员，二是现场求助专业的医疗人员或者其他人员。

1. 电话求助

遇到紧急情况时，抢救者可以拨打急救电话向专业医疗机构求救（见图 1-9）。拨打急救电话时，抢救者应当保持沉着冷静。如果抢救者需要照顾患者，可以使用电话免提功能，或者请周围的人帮忙拨打电话。

拨打急救电话时，抢救者应当尽量缩短离开患者的时间，如果有可能最好一直留在患者身边。如果不得不离开患者拨打急救电话，则应当在离开之前对患者做一些必要的急救措施，如进行初级检查等。

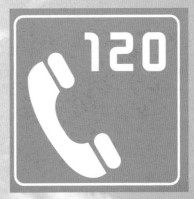

拨通急救电话之后，抢救者会被问及一系列问题，在回答时一定要语言清晰、简明，并尽可能详细地描述现场情况。具体来说，抢救者需要在急救电话中提供以下必要的信息。

图 1-9　急救电话

（1）抢救者的电话号码，或者正在使用的电话号码。

（2）抢救事件发生的具体地点，尽可能地向医护人员提供详尽的地址，并提供事件所在街道的显著标志、附近的路口名字或其他标志。如果抢救事件发生在高速公路上，抢救者需要告知医护人员车辆所在的路段。

（3）抢救事件的性质和严重性。抢救者在充分了解现场情况后，要及时告知医护人员现场状况，如事件属于交通事故，目前已造成交通拥堵等。

（4）伤员的基本情况。尽可能准确地告知医护人员，伤员的性别、年龄及伤员数量等信息，便于医护人员做相应的救护准备工作。

（5）伤情细节。第一时间了解伤员受伤原因，并告知医护人员，如因煤气泄漏、高压线损坏、天气等原因致伤。

2. 现场求助

抢救者发现患者或伤员时，首先可以在现场搜寻专业的医护人员（见图 1-10）。例如，立即呼喊："有人晕倒了，附近有没有护士或

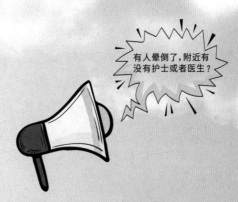

图 1-10　现场求助

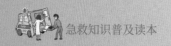
者医生？"如果现场有专业的医护人员，抢救者应将自己所了解的所有情况告知他们，便于专业人员救治。

如果现场没有医护人员，抢救者应当利用所学到的急救知识，对患者进行伤情判断，并采取正确的急救方式。当需要搬运患者时，抢救者可以寻求现场人员帮助，一起采取救助措施。

五、必备的急救箱

急救箱是指装有急救或者常用药品，以及纱布、绷带等医用工具的箱子。急救药箱可以分为家庭、户外、医院、军警等几大类。其主要特征为携带方便、抢救设备齐全（见图1-11）。

在日常生活中，我们有时会遇到一些突发急症的患者，或者突发事故的伤员。如果我们掌握一些急救知识，可以及时采取一些急救措施，那么患者的病情就会减轻，甚至可以为医护人员赢得宝贵的抢救时间。而在急救过程中，急救药箱在抢救时发挥着很大的作用。

急救箱中的常备药品一般根据家庭人员的年龄、健康状况及季节来配置。例如，老人和小孩尽量多选择一些不良反应较小的药品。春天多备些抗过敏药，夏天多备些防中暑或者防蚊虫叮咬的药。

常见的急救箱内一般有以下几类药物和工具。

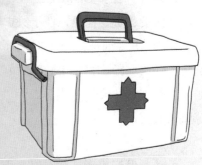

图 1-11　急救箱

（1）感冒类药物：感冒胶囊等。

（2）解热镇痛药物：布洛芬、阿司匹林等。

（3）止咳化痰药物：止咳糖浆等。

（4）肠胃药物：奥美拉唑等。

（5）抗菌药物：阿莫西林胶囊、替卡西林、头孢、左氧氟沙星等。

（6）抗过敏药物：扑尔敏、西替利嗪、苯海拉明等。

（7）消炎消毒药物：碘酒、酒精、高锰酸钾、氯霉素眼药水等。

（8）常见急症药物：高血压常用药物有低压嗪、硝普钠、樟磺咪芬、酚妥拉明、甲基多巴、硝酸甘油等；心脏病常用药物有硝酸甘油片、尼可地尔、心律平、利多卡因、普鲁卡因胺片等；哮喘常用药物有沙美特罗替卡松粉吸入剂、甲泼尼龙片、顺尔宁、喘可治注射液等；心脑血管疾病常用药物有西比灵胶囊、尼莫地平等。

（9）常见急救用品：体温表、创可贴、小镊子、纱布、绷带、消毒棉签等（见图1-12）。

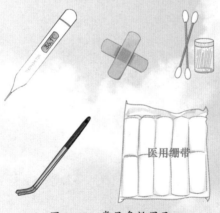

图1-12 常见急救用品

家庭在准备急救箱时，需要注意除个别需要长期服用的药品外，其他药物的备用量不宜过多，一般准备3~5日的剂量就可以，以免造成药物浪费。急救箱的药物要合理贮存，放置于避光、干燥的阴凉处，以免药物

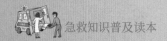

变质失去药效。

　　此外，应当注意药物的有效期。所有的药物均标注着有效期，超过有效期的药物千万不要服用，否则轻则影响药物的疗效，重则会带来不良后果。

第二章

窒息与失去知觉的急救

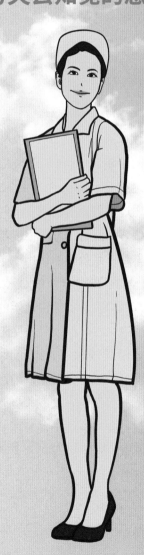

- 被噎到、食物误入气管窒息
- 悬吊、勒吊窒息
- 猝死：突发死亡
- 休克：缺血缺氧综合征
- 昏迷：意识障碍
- 昏厥：供氧不足
- 抽搐：肌肉强烈收缩

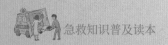

一、 被噎到、食物误入气管窒息

　　吃东西时，如果被噎到，或者食物误入气管，很容易导致气管梗阻，从而引发窒息。一旦窒息超过4~6分钟，就有可能导致心跳停止，出现脑损伤状况。如果窒息超过10分钟，就会造成不可逆的脑损伤。

　　在日常生活中，孩子吃东西时被噎住或者食物不小心进入气管是很常见的事情，一般情况下人们都不太在意这些症状，甚至有的家长只会让孩子通过喝水、喝醋或者单纯拍背的方式来缓解，但这些方法很多都是错误的，根本起不到救治的作用。

　　孩子在吃东西时被噎住或者食物误入气管，其实是很危险的。一旦异物将气道堵住，导致气道梗阻引发窒息，很容易酿成悲剧。而如果在出现这种情况时，能够分秒必争地进行救治，孩子就会多一线生机。

小贴士

　　生活中，有很多食物非常容易堵塞气管，比较常见的有果冻、麻花、糖果、鱿鱼丝、牛肉干、花生酱、坚果类、葡萄、龙眼、多刺的鱼等。当我们食用这些食物，尤其是小孩和老人食用这些食物时一定要多加小心。

　　一旦发现有人吃东西噎住或者被呛到了，我们首先需要做的是将他的嘴巴打开，看能不能直接将食物从口中取出来；如果不行可以试着让其自己咳嗽，看是否可以将食物咳出来；如果依然无效，则可以采用以下办法进行急救。

1. 成人急救法

1）自救法

自己稍稍弯腰，让腹部靠在一个固定的水平物体上，如椅背。然后用物体的边缘压迫上腹部，快速向上冲击，不断重复这个动作，直到异物排出（见图 2-1）。

2）海姆立克急救法

抢救者站到患者背后，一只脚放在患者两腿之间。两手臂环绕患者的腰部，然后右手握拳，将大拇指收在手掌内，避免伤到患者。将右手放在患者胸廓下和肚脐上的腹部，用左手抓住右手，快速向上重击压迫患者的腹部。重复以上手法，直到异物排出（见图 2-2）。

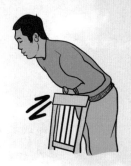

图 2-1　自救法

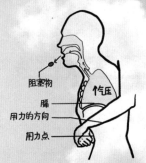

阻塞物
膈
用力的方向
用力点

气压

图 2-2　海姆立克急救法

2. 幼儿急救法

1）拍背法

用左手托住幼儿的面部和颈部，手臂贴着幼儿的前胸，另一只手托住幼儿的后颈部，将幼儿翻转为脸朝下的姿势，并趴在抢救者的膝盖上。用右手根部在幼儿两个肩胛骨连线的中点拍打 1~5 下，并观察幼儿是否将异物排出（见图 2-3）。

2）催吐法

如果拍背法没有起到效果，抢救者可以用右手托住幼儿的头部和颈部，将幼儿翻转为脸朝上的姿势，并把幼儿放在自己的右腿上。用食指找到幼儿两乳连线的中点，用两手中指或者食指按压幼儿胸廓和脐上的腹部，按

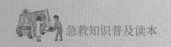
压 1~5 次，并观察异物是否排出（见图 2-4）。

如果使用以上方法对幼儿和成人进行急救后，没有产生效果，则应立即将患者送往医院进行救治，让医生采用专业的方法取出异物，千万不要拖延时间！

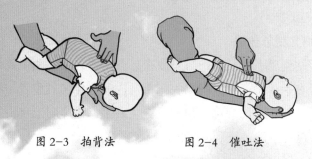

图 2-3　拍背法　　　　　　图 2-4　催吐法

二、悬吊、勒吊窒息

悬吊是指颈部被套索，身体悬吊起来；勒吊是指颈部或者喉部被挤压。悬吊或勒吊可能是人的主观意愿所致，还有可能是意外事故导致的，如衣服或者领带被绞入机器内。悬吊或者勒吊时，伤员的气管就会被挤压，进入肺部的气流就会被阻断，从而导致窒息。

悬吊一般都是由自杀行为引起的，而勒吊一般是由于意外事故或者他人伤害引起的。悬吊或勒吊的主要表现为：脖颈上缠有勒颈物品，如绳索、钢丝、电线、布带等；面部血管明显充血，面部或者眼白上出现微小红点，面部颜色逐渐由青到青紫，最后变成灰白色；呼吸困难，脉搏极其微弱或者停止；脖颈上有勒痕、淤血等。

悬吊或勒吊时，勒颈物会压迫血管导致人因大脑缺氧而死亡，或者由于身体重量使颈部骨折，从而导致脊椎断裂，还有可能压迫喉管而导致人窒息而亡。值得注意的是，悬吊或者勒吊一旦发生，很难进行自救，尤其是悬吊，如果他人未及时采取措施，其死亡概率几乎是 100%。因此，一旦发现悬吊或勒吊伤员时，抢救者需要尽快对其采取急救措施。

1. 解除勒颈物

如果伤员处于悬吊状态，为避免断绳后伤员坠地摔伤，抢救者应先抱住伤员的身体，然后再剪断绳索；如果伤员处于勒吊状态，抢救者应当先扶住伤员身体，然后再剪断绳索，从而避免伤员因为倒下而摔伤。

剪断绳索后，抢救者应将伤员平放，然后尽快去除伤员脖颈上的勒索物，以便于进行下一步急救。

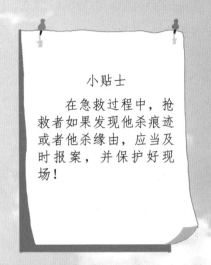

小贴士

在急救过程中，抢救者如果发现他杀痕迹或者他杀缘由，应当及时报案，并保护好现场！

2. 判断呼吸心跳

解除勒颈物后，抢救者应试着呼喊伤员。如果伤员有应答，应当支撑伤员头颈部，并及时拨打急救电话；如果伤员无应答，并且意识丧失，呼吸心跳均停止，瞳孔放大，抢救者则应当机立断，对伤员进行紧急处理。

3. 进行心肺复苏

一旦确认伤员呼吸心跳停止，抢救者应当立即对伤员进行心肺复苏。心肺复苏包括人工呼吸和胸外按压，一般要同时进行。人工呼吸是指抢救者深吸一口气后，通过口对口的方式将氧气传送到伤员体内。

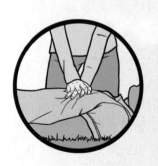

图 2-5　胸外按压

胸外按压的具体方法为：让伤员仰卧在地面或者平板上，然后抢救者跪在其胸旁，交叉双手，手掌根部按压在患者两乳连线的中点。按压时应当把身体的重量放在胳膊上，双臂夹紧，保持每分钟 100 次以上的速度（见图 2-5）。

按压深度一般为 4~5 厘米，为了达到有效的按压，按压时抢救者可以根据伤员的体形增加或者减少按压的深度。

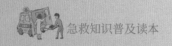
4. 送医院治疗

即使悬吊或勒吊伤员经过急救已经完全康复，抢救者也仍然要拨打急救电话，及时将伤员送到医院，让医护人员检查并记录伤员的生命体征，确保伤员的绝对安全。

三、猝死：突发死亡

猝死是指突然发生的，由于急性冠状动脉缺血导致的心脏骤停现象。研究表明，心脏停止3秒后，人就会因为缺氧感到头晕；停止10~20秒后，就会出现丧失意识的现象；如果超过6分钟，人就会进入生物学死亡阶段，其生还概率几乎为零。

猝死是近年来最常见的紧急状况，目前因为猝死死亡的人数约占疾病致死总人数的1/3。而根据调查，当猝死发生时，患者能够被及时发现并得到治疗的不足1%，大多数患者都是没有被发现或者因为发现晚了而在抢救途中死亡的。因此，我们在发现猝死患者时，如果能及时采取急救措施，对患者进行心肺复苏，或许可以挽救其生命。医疗机构发布数据，如果能够对猝死患者进行及时治疗，可以让其生还率达到90%。

因此，学会一些简单的猝死急救技巧，掌握简单的心肺复苏方法，遇到猝死患者时，我们就可以凭借这些急救知识挽回一条生命！

猝死发生后，患者的主要症状为意识丧失、瞳孔散大、大动脉搏动消失、呼吸停止或者断续等。

当我们发现有人突然倒地时，应当先呼喊、拍打患者，查看其是否能正常呼吸，同时触摸患者颈部双侧动脉，看看颈动脉是否搏动。如果患者没有呼吸和意识，脉搏也停止跳动，那么我们就可以判断患者出现了猝死症状。然后，应立即采取以下急救措施。

1. 保持呼吸顺畅

如果患者出现猝死症状，首先要将患者平躺在地上，然后在其背后垫一块硬板，同时把患者的头抬起来，保持患者可以呼吸外界的氧气，从而避免心脏和机体缺氧。此外，在急救过程中，注意不要让人围观，保持患者周围空气畅通。

2. 用力叩击胸部

攥紧拳头，对准患者胸部的下端部位用力叩击（见图2-6），如果没有效果，可以反复几次。此步骤的目的在于避免患者出现室速、室颤等现象，从而帮助患者恢复心跳。

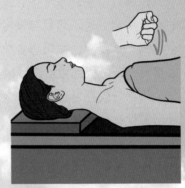

图 2-6　叩击胸部

3. 心肺复苏

如果叩击胸部无效果，则应立即为患者进行心肺复苏。

为患者进行心肺复苏时，施救者的力量要适中，以免对患者内脏造成太大的损伤。一般情况下，连续进行3分钟的心肺复苏，可以让患者心脏内的氧气流到血管中，为心脏和大脑提供充足的养分。

4. 呼救急救

呼救急救应当与急救措施同时进行，在施救时如果有第三人在场，应当请第三人立即拨打急救电话。在打急救电话过程中，应准确说明所处地点和患者情况。如果施救时没有第三人，则应在施救时尽量抽出时间拨打急救电话。

四、休克：缺血缺氧综合征

休克是指由于各种原因引起的一种血液循环量不足，导致氧气无法传

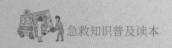

达到大脑和心脏，造成人的机体暂时停止运转的危险状态。其主要表现为皮肤冰冷、苍白，脉搏快而弱，少尿或者无尿，感觉口渴并且可能出现呕吐现象，严重者会丧失意识，甚至死亡。

据调查，全世界每年有超过 100 万的人会发生休克。休克不仅与患者的原发疾病有关，而且与很多慢性疾病息息相关。在急症中，休克是一种全身性严重反应，如果患者休克时间过长，那么很多脏器功能就会衰竭，如果没有及时得到救治，后果会十分严重。

休克一般分为心源性休克、低血量性休克、感染性休克、过敏性休克、神经源性休克 5 种，其中心源性休克是最常见的休克类型。心源性休克发生的主要原因为心肌炎、心肌病等各种心脏疾病，而心肌炎导致的心源性休克比较常见，并且其发病人群多为青少年。

在日常生活中，青少年出现心源性休克的原因主要有两种：一是感冒发烧引起病毒性心肌炎从而导致发生心源性休克；二是当剧烈运动突然停止时，身体的负担量超过心脏承受能力，从而产生急性心功能衰竭，进而出现心源性休克。

> **小贴士**
>
> 青少年感冒发烧时一定要小心，尤其是病毒性感冒很可能引发病毒性心肌炎。如果在感冒发烧时感到心慌胸闷，要赶紧去医院检查！

休克发生时，患者往往会出现出汗、湿冷，面色苍白或者青紫，体温下降等症状，这些都是血液循环量不足导致的。此外，患者还会出现心率加快、烦躁不安、反应迟钝，甚至昏迷等并发症状。

当看到休克患者时，如果无法从其外部表现判断是否为休克，我们可以压迫患者的前臂或者下垂前臂，正常人会出现怒张鼓起反应，而休克患者则没有此类反应。此外，我们还可以通过压迫患者的指甲来判断，正常人被放开后指甲会立刻恢复血色，如果压迫 3 秒有血色而呈紫色，则可判断此人为休克患者。

休克患者的紧急救治如下：

第一，对于外伤引起的休克患者，应先在现场进行简要的包扎、固定、止血，从而避免患者失血过多。

第二，让患者躺平，可将患者的双下肢稍微抬高，以利于静脉血回流，保证大脑供血充足。如果患者出现呼吸困难等情况，可以根据实际情况先将患者的头部和躯干稍微抬高，保证呼吸顺畅。

第三，用枕头或者其他物品将患者的颈部垫高，同时托起患者的下颌，让患者的头部保持后仰的姿势，然后将患者的头偏向一侧，以防患者呕吐时，呕吐物进入气道导致窒息（见图2-7）。

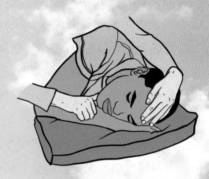

图 2-7　调整姿势

第四，一般的休克患者体温较低，非常怕冷，所以施救者要给患者盖好衣物。但如果患者为感染性休克，则会出现高热现象，此时我们应给患者降温，如在患者的颈、腹股沟等处放置冰袋，或者用酒精擦拭等。

第五，休克发生时，患者会因氧气不足而窒息，如果现场有供氧设备，应当及时让患者吸氧。情况紧急时，可通过人工呼吸进行紧急救治。

第六，在紧急救治的同时，尽快拨打急救电话，以保证患者能够迅速得到专业的救治。

五、昏迷：意识障碍

昏迷是指由于各种原因导致脑功能受到严重、广泛的抑制，意识丧失，对外界刺激没有反应，不能被唤醒的状态。昏迷是最严重的、持续性的

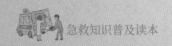

意识障碍，也是脑功能衰竭等严重疾病的表现，严重者甚至会危及生命。

在日常生活中，引起昏迷的因素有很多，最常见的有两类：一类是由脑炎、脑血管疾病、中毒性脑病、颅脑损伤等脑部疾患引起的；另一类是由急性酒精中毒、肝昏迷、急性一氧化碳中毒、尿毒症、糖尿病等全身性疾患引起的。

一般来说，患者是否进入昏迷状态相对容易判断。如果我们遇到突然倒地的患者，对其呼喊没有反应，推动也不醒，其意识已经丧失，但是呼吸心跳依然存在，我们就可以判定患者进入了昏迷状态。

昏迷分为轻度昏迷、中度昏迷、重度昏迷和过度昏迷四种。轻度昏迷时，患者的呼吸、脉搏和血压大多比较正常，各种生命体征也没有明显的改变。而过度昏迷则会出现体温低而不稳，自主呼吸功能丧失，甚至进入脑死亡状态。

由于能够引起昏迷的因素很多，所以我们一时很难判断患者昏迷的原因，但在急救过程中，无论我们是否清楚患者昏迷的原因，都应当采取必要的急救措施，从而避免患者由于长时间昏迷而使生命受到严重威胁。

第一，保持安静，并帮助患者卧床，切记不要让患者枕高枕。尽量不要搬动患者，尤其不要随意搬动患者的头部，避免患者头部震动。

第二，采取稳定侧卧位，确保患者呼吸顺畅。将患者的一侧上肢放在头部一侧，并将另外一只手放在对面肩上，然后将患者的一侧腿屈起，分别将两手固定在患者的肩部和膝关节的后面，将患者翻转成如图 2-8 所示侧卧位。

侧卧位可以避免患者气道堵塞，便于排出呕吐物或分泌物，从而保持气道通畅。在急救过程中，抢救者要随时注意帮助患者清理呕吐物和分泌物，如果患者戴有活动假牙，应当立即取出，防止患者窒息。在昏迷期间，不要给患者喂水或者喂药。

第三，注意保暖。可以给患者适当盖上衣服或者毛毯，以免患者受凉。如果患者存在躁动不安或者抽搐症状，必要时可以使用保护袋，从而避免患者坠床或摔伤。

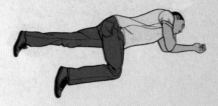

图 2-8　侧卧位

第四，如果患者呼吸停止或者心脏骤停，应立即对患者进行心肺复苏。

第五，及时拨打 120 急救电话。

六、　昏厥：供氧不足

昏厥，又称晕厥，它是由脑缺血或者缺氧引起的，主要表现为突然丧失意识而跌倒，大多在数秒或者数分钟后自行清醒。

昏厥、休克、昏迷是三种完全不同的情况，昏厥的危险性比休克和昏迷要低很多，在日常生活中也很常见。但如果我们遇到昏厥患者也不能轻视，有时候昏厥患者得不到正确的急救，也有可能发展成昏迷，甚至休克，从而威胁患者的生命。

一旦我们遇到昏厥患者（见图 2-9），应尽可能地确定引发昏厥的原因，从而积极地给予正确的救助。昏厥有很多种，最常见的有单纯性昏厥、低血糖昏厥、心源性昏厥和脑源性昏厥。

（1）单纯性昏厥比较常见，在日常生活中长时间站立、缺乏睡眠、过度疲劳、洗热水澡、精神刺激、天气闷热、剧烈疼痛等，均会使患者全身小血管扩张，血压下降，大脑缺氧，从而昏厥。一般来说，体质比较弱的人发生单纯性昏厥的可能性比较大。

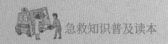

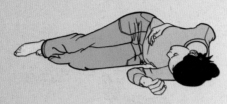

图 2-9　昏厥患者

（2）低血糖昏厥大多是营养不良、饥饿或者糖尿病患者服用降糖药物后未进食等导致的。

（3）心源性昏厥则是心律失常、心排血量突然减少等所致。心源性昏厥的发作一般都比较突然，并其持续时间比较长，因此也十分危险。如果心源性昏厥患者得不到及时救治，很有可能会导致心脏骤停，从而死亡。

（4）脑源性昏厥多由于脑血管病导致，如短暂性脑缺血、脑血管痉挛、脑动脉硬化等病症都会引发脑源性昏厥。

一般来说，患者昏厥时主要表现为眼前发黑、头晕、心慌、恶心、出冷汗、全身无力、面色苍白等，然后意识丧失，突然跌倒在地。当我们遇到昏厥患者时，通常可以采取以下一些急救措施。

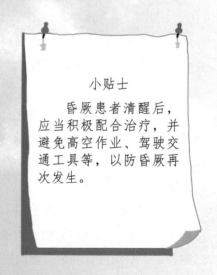

小贴士

昏厥患者清醒后，应当积极配合治疗，并避免高空作业、驾驶交通工具等，以防昏厥再次发生。

让患者保持平卧姿势（同休克体位），并将患者的双腿抬高，从而保持脑组织有足够的血液供应。然后检查患者的气道是否通畅（呼喊患者看是否有反应），以及呼吸和脉搏是否正常，并解开比较紧的衣领或者腰带。

针对低血糖昏厥患者，待其意识清醒后，可以给予一些糖水或食物，从而帮助其恢复。如果低血糖比较严重，处于昏迷的患者，应当让其保持侧卧位（同昏迷体位），并注意不要给患者喂水、食物或者药物，以免其窒息，然后尽快拨打急救电话。

针对急性出血或者心律严重失常反复昏厥的患者，应当立即拨打急救电话，从而尽快让医护人员查清昏厥原因，并进行相应的救治。

一般的昏厥患者无须特殊治疗，其意识就会迅速恢复，血压、呼吸和心跳也会很快恢复正常。经过一段时间的休息后，患者则可以逐渐坐起和站立。刚恢复的昏厥患者动作不宜过猛，并且尽量多观察几分钟。

抢救者在进行急救时，也应仔细检查昏厥患者是否有摔伤、碰伤。如果患者在跌倒时，发生出血或者骨折等情况，抢救者则应根据实际情况做出相应的处理。

七、抽搐：肌肉强烈收缩

抽搐俗称抽筋，它是大脑功能暂时紊乱的一种表现。人体肌肉的运动是由大脑控制的，一旦大脑有关细胞过度兴奋，人体就会发生不能自控的肌肉运动。

抽搐是日常生活中很常见的一种身体异常反应，平时在睡觉时会经常出现。生活中很多不良的因素都有可能导致抽搐，如癫痫、高热、缺钙等。其中，癫痫导致的抽搐是很严重的，轻者会造成摔伤，致使病患脏器功能受损；重者可导致病患瘫痪，甚至死亡。

抽搐症状大多持续时间短，一般不超过 3 分钟，最长也不超过 6 分钟。抽搐时，患者主要表现为身体不自觉地抽动，严重时全身肌肉会变得强直，并一阵阵抽动，头后仰，全身向后弯并呈弓形，双眼向上翻或者凝视，神志不清。如果遇到抽搐患者，应当立即采取以下急救措施。

（1）让患者保持侧卧位，避免唾液或者呕吐物等进入气管导致窒息，并防止舌头向后坠入咽喉部从而导致气管阻塞，致使患者缺氧。

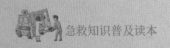
（2）注意仔细观察患者的情况，尤其需要注意患者的抽搐症状是从哪一侧开始的，从而可以在医护人员到来后及时叙述患者情况，确保其可以获得准确的救治。

（3）抽搐一般来说发生得都比较突然，并且来势比较凶猛，因此在患者发生抽搐时，抢救者应当疏散旁观者，保证患者有足够的空间。将暖水瓶等危险物品迅速拿开，并将患者转移到比较安全的地方。

小贴士

小儿高热、狂犬病、破伤风、缺钙等因素均易导致抽搐，因此在日常生活中，大家应当积极采取预防抽搐的措施，尤其是青少年平时要补足钙，多晒太阳，并适量服用鱼肝油等。

如果患者的抽搐是由于高热引起的，则需要将患者的衣服解开，并在头部、颈部、腋下和大腿根部放置冰袋降温，并喂患者一些冷的盐水；如果患者的抽搐是由于急性心源性脑缺血引起的，抢救者应立即拨打急救电话，并应让患者吸氧。

（4）患者发生抽搐时，很容易咬伤舌头，因此可以将筷子、手帕或压舌板等物品放置在患者上下齿之间，以防患者自伤。

（5）在急救过程中，抢救者应当积极搜寻患者的病史信息，并记录抽搐的发作时间。一旦抽搐症状终止，应立即检查患者的生命体征。如果患者可以自主呼吸，则让患者保持复苏体位。一旦患者停止呼吸，抢救者应立即对其进行心肺复苏。

（6）患者抽搐结束后，抢救者应当立即将患者送往医院。如果患者反复出现抽搐症状，则需要立即拨打急救电话，尽快让患者得到专业医护人员的救治。

出现过抽搐症状的患者一定要及时到医院进行相关的检查，从而找到引发抽搐的病因，并及时做好应对措施，以免对身体造成伤害。尤其是由于癫痫引起抽搐的患者，应当做到早发现、早治疗，进而早日康复，彻底排除健康隐患。

第三章

出血与创伤情况急救

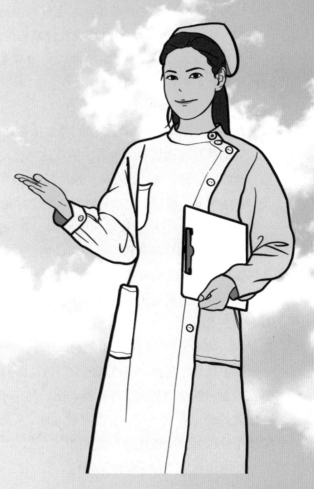

- 动脉出血
- 静脉出血
- 咯血和呕血
- 耳、鼻出血
- 刺伤
- 头部创伤
- 胸、腹损伤

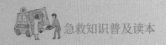

一、动脉出血

动脉出血指血液来势凶猛，颜色鲜红，随着每一次心跳从体内呈喷射状涌出。在血管损伤中，动脉损伤较为常见，占血管损伤的3%~5%，其后果十分严重。如果大动脉受损，人体内的血容量就会迅速下降，在数分钟内就能导致患者死亡。

人体的动脉从心室出发，负责将血液输送到全身器官。在人的肌体中，大部分动脉都在比较深的地方，因此这部分动脉轻易不会受伤。但还有一部分动脉，如桡动脉、肱动脉、颈动脉、股动脉等，这些动脉相对比较浅，我们都能摸到，所以发生意外时，这些动脉是比较容易破裂的。

一般来说，引起血管损伤的原因有两种：一是直接损伤，二是间接损伤。直接损伤包括刺伤、子弹伤、切割伤等锐性损伤，以及挫伤、挤压伤等钝性损伤。间接损伤包括过度伸长撕裂伤、减速伤和动脉痉挛。

人身体中的血量大约占体重的8%。当失血量达到总血量的20%时，人就会出现休克现象。一旦达到800~1000毫升时，手脚就会发冷，而且变得麻木，如果失血量超过总血量的30%，就会有生命危险。

由于动脉血是由心脏挤压出来的，其压力非常高。因此动脉一旦破裂，鲜红的血液就会像泉水一样喷涌而出，如果不及时采取急救措施，数分钟内患者的失血量就会超过总血量的30%，从而导致休克甚至死亡。所以，掌握动脉止血的知识是相当必要的。

动脉出血急救办法有以下几种。

1. 指压止血法

较大动脉出血后，应当立即用拇指在伤口上方（近心端）的动脉压迫点上用力地按压，从而使血管封闭，中断血流，但每次按压不能超过 10 分钟，以免受伤部位因为血液不流通而坏死。指压止血法只是一种迅速有效的临时止血方法，一旦止住血后，抢救者应立即采用其他止血方法（见图 3-1）。

2. 加压包扎止血法

首先用消毒纱布覆盖伤口，然后将毛巾、帽子或棉花团等折叠成垫子，放在伤口上，接着用绷带或者三角巾紧紧包扎住伤口，从而达到止血目的（见图 3-2）。此法适用于小动脉出血，如果患者伤口处有碎骨，不要采取此法。

3. 加垫曲肢止血法

当患者的前臂或者小腿动脉出血时，可以在患者的肘窝或者膝盖弯曲处放置毛巾、棉花团等物，然后弯曲患者的关节，用绷带或者三角巾将弯曲的肢体紧紧包扎住。

4. 止血带止血法

患者四肢的较大动脉出血时，如果其他方法达不到止血效果，则使用止血带止血（见图 3-3）。原则上缚止血带的时间不能超过 1 小时，如果患者需要长时间使用止血带，则应当每隔半小时放松一次止血带，放松时间大约在半分钟，放松期间应当压住伤口，避免大量出血。

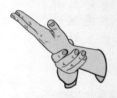 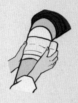 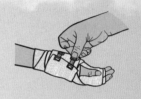

图 3-1　指压止血法　　　图 3-2　加压扎止血法　　　图 3-3　止血带止血法

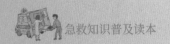

二、静脉出血

静脉出血指暗红色的血液迅速而持续不断地从伤口流出。静脉出血的速度比动脉出血的速度慢，并且其危害程度也比动脉出血低。但当静脉发生出血时，也应当采取一些积极的止血措施，从而避免对患者身体造成更大的危害。

静脉是指将血液导回心脏的血管。人身体中的小静脉起于毛细血管，其静脉血液在导回心脏时会与其他静脉血液汇合，最后注入心房。人全身的静脉可以分为体循环静脉和肺循环静脉两部分。由于体循环静脉中的血液含有大量的二氧化碳，所以呈暗红色。而肺循环静脉中的血液含有的氧气比较多，所以呈鲜红色。

静脉出血的急救方法分为普通患者急救和静脉曲张患者急救两种。

1. 普通患者急救方法

当普通患者的静脉出血时，抢救者应该及时止血，如果身边有碘酒或者酒精，则应先对伤口进行消毒，并用消毒纱布覆盖在伤口上面。如果伤口比较大，则应立即采取紧急救助措施，使用一些基本的止血方法帮助患者止血。

当患者较大的静脉出血后，抢救者应当采取指压止血法，立即用拇指按压住患者伤口下端，即远心端，从而达到止血目的。

采用指压止血法可以将患者的血管压扁，从而减缓血液流动的速度，易于血液凝块，但指压止血法

小贴士

由于静脉血液的流动方向是从远心端流回心脏，此外，静脉血管中有静脉瓣，可以防止血液回流，因此静脉止血时需要在远心端止血。

一般需要持续 5~15 分钟才会达到止血效果。

当患者的受伤部位比较深时，抢救者可以将棉花团或者纱布填塞到伤口上，然后再进行加压包扎。此外，将患者的受伤部位抬高，也有助于静脉出血的止血（见图 3-4）。

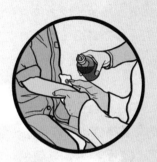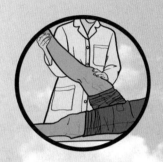

图 3-4　普通患者急救方法

2. 静脉曲张患者急救方法

如果患者的静脉瓣膜受到损伤，那么患者静脉的血液就会在瓣膜后面形成淤积，导致静脉肿胀，这就是我们常见的静脉曲张。静脉曲张患者的静脉受到轻微的撞击就有可能破裂，从而大量出血，如果不及时救治，患者的生命就会受到威胁。

当静脉曲张患者的静脉出血时，我们首先应让患者平躺，然后尽快将患者的腿抬高，从而减少出血。然后抢救者需要用肩膀或者椅子将患者的腿部架起来，用干净的纱布垫直接按压受伤部位，直到控制住出血。

在急救过程中，抢救者应当脱掉患者的袜子或者弹力长袜等可能加剧患者出血的衣物。包扎伤口时，抢救者应当在纱布上放置一块大而柔软的垫子，并用绷带包扎住。注意绷带不要包扎得太紧，避免患者下肢血液循环受到影响。

包扎完成后，抢救者需要立即拨打急救电话。在医护人员到来之前，抢救者应当保持患者的腿部抬高，并记录好患者的呼吸、脉搏和反应程度等。此外，抢救者需要每隔 10 分钟检查一下患者的绷带和患者下肢血液循环情况。

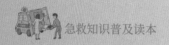
三、咯血和呕血

咯血和呕血是两个不同的概念。咯血是指喉部以下的呼吸器官出血，并在咳嗽时通过口腔排出的过程。引起咯血的大多为呼吸系统疾病，也有可能是循环系统或其他疾病导致的。呕血则是指患者呕吐血液，呕血大部分是消化道急性出血导致，但也有可能是其他全身性疾病引起的。

咯血和呕血都属于内脏受损，导致口部急性出血的症状。一旦患者出现咯血或者呕血现象，如果没有采取正确的急救措施，很容易危及生命。

咯血一般咯出的都是气管、肺部等呼吸气管的血液，其颜色一般为鲜红色，并带有气泡。患者出现咯血症状，如果没有得到及时的救助，很容易将咯出的血吸进咽喉部，从而窒息而亡。

呕血时患者吐出的血液大多来自胃、食道等消化器官，其颜色一般为咖啡色或者黑紫色。如果患者呕血时没有及时采取急救措施，极易因失血过多而造成生命危险。

1. 咯血急救措施

一般来说，患者在出现咯血症状之前，会出现咽喉痒、咳痰、胸闷等症状。患者咳出的血一般为鲜红色，并伴有一些泡沫或者痰液。患者咯血量有三个层次：少于100毫升时为小量出血；在100~300毫升之间时为中等量出血；超过300毫升时为大咯血。

如果患者咯血时强忍着不咳，再加上精神紧张，很容易使小量出血发展成大量咯血。此外，如果咯血时患者的体位不当，如仰卧着咳嗽，很容易使血液或者血块堵塞呼吸道，导致窒息，危及生命。

因此，当遇到咯血患者时，我们应当立即进行处理。咯血时通常可以采取以下急救措施：

第一，让患者保持侧卧位，确保呼吸道通畅。

第二，如果患者精神紧张，抢救者应当及时安抚患者，让其保持镇静，必要时可以让患者服用一些镇静药物。

第三，让患者口服适量的复方甘草片或者咳平等药物，避免其剧烈咳嗽时震破大血管。

第四，利用一些止血药物帮助患者止血。

如果患者咯血时不慎窒息，那么抢救者应立即将患者的头偏向一侧，然后及时清理口腔内的血块或者分泌物，并将患者保持头低足高体位或者俯卧位，轻拍患者背部，帮助患者排出淤血。

2. 呕血急救措施

呕血患者呕血时，其主要表现为上腹剧痛，呕出黑紫色或者咖啡色血液；头晕、气短、心慌、无力，精神萎靡，四肢湿冷，甚至休克。如果遇到呕血患者，应当及时采取以下急救措施。

第一，让患者保持镇定，采用侧卧位，并保持头低足高姿势，从而确保患者脑供血量充足。呕血时，不要让患者咽下。出血期间，不要让其进食或者饮水。

第二，当呕血症状有所缓解时，抢救者可以用冰水调制适量的药物，如果没有药物，可以直接在冰水里加适量的盐，让患者服用，刺激血管收缩，达到止血的目的。此外，还可以在患者腹部垫上纱布，然后放置一些冰袋止血。

第三，如果呕血患者出现昏迷或休克等症状，应当立即拨打急救电话，在送医过程中，要尽量避免颠簸，并注意为患者保暖。

四、耳、鼻出血

耳出血可能是鼓膜破裂、耳部感染、遭受打击、爆炸等因素引发的，其主要症状为耳聋、晕眩、有血或者血水流出；鼻出血大部分的诱因是鼻腔内部毛细血管破裂，也可能是撞击、挖鼻孔、高血压或服用抗凝药导致的。

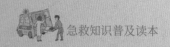

耳、鼻属于头外部器官，与外界接触较多，因此耳、鼻出血大多是外界环境造成的，其损害程度一般比较低。但由白血病引起的鼻出血，或者由颅底骨折导致的耳出血则比较严重。因此，耳、鼻出血时，应当采取必要的急救措施。

1. 耳出血急救方法

耳出血一般是鼓膜破裂所致，鼓膜是外耳道深处的一片具有韧性的薄膜，它是人体声音传导系统的一部分。鼓膜的损伤分为两种：直接损伤和间接损伤。直接损伤多是由于镊子、火柴梗、棉签等物过度入耳导致的鼓膜损伤。间接损伤则大多是由爆炸冲击，跳水、拳击、滑冰等运动中的突然刺激而导致的鼓膜损伤。

当鼓膜破裂时，患者会有突然剧痛感，然后会出现耳鸣、耳聋，耳部出血等症状，严重时还会出现眩晕、恶心、呕吐等症状。因此，如果遇到耳部出血或疑似鼓膜破裂的患者，应当立即拨打急救电话，并采取以下急救措施。

第一，如果患者的意识清醒，可以让患者保持侧卧体位，然后将患者的头倾向出血的一侧，帮助其排出血水。

第二，在不清楚出血原因的情况下，抢救者不要随便往患者耳内滴药或者冲洗耳部，以免细菌误入耳内，引发中耳炎。如果患者的耳道口有泥土或者异物，抢救者可以用酒精棉球轻轻将泥土擦净，或用镊子小心地将异物取出。

如果确认患者鼓膜破裂，可以用牙签卷上些许脱脂棉，然后用酒精擦拭耳道，最后用消毒棉球堵住患者外耳道，避免灰尘进入其耳

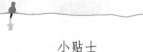

小贴士

当颅底骨折引起鼓膜破裂时，可能会从患者的外耳道流出液体。此时如果采取堵塞止血法，会加大中耳道的压力，从而造成逆行感染，使患者遭受更大的伤害！

部。如果鼓膜是颅底骨折而导致破裂时，切记不要使用堵塞外耳道的方法止血。

第三，患者鼓膜破裂后，要注意洗漱时，不要让水灌入耳道。此外，尽量不要擤鼻涕，以免气体或鼻涕进入耳道，引发中耳炎。

第四，一般来说，外伤性耳出血大部分能够自行愈合。只要平时妥善处理，注意不要感染即可。但如果患者耳出血比较严重，抢救者需要立即将其送往医院，尽快使其得到专业治疗。

2. 鼻出血急救方法

鼻出血是一种比较常见的鼻部问题，鼻出血既可能是局部原因引起的，也有可能是全身性原因导致的。局部原因包括鼻腔异物、鼻外伤、鼻窦炎等，全身性原因包括高热、心脏病、动脉硬化、肝脏病等。

当患者鼻部出血时，抢救者可以采取以下急救措施。

首先，让患者坐下，头部向前倾斜，从而让血液从鼻腔内流出。让患者捏住鼻翼，通过口腔呼吸，保持 10 分钟以上（见图 3-5）。切记不要让患者仰头，以防血液流到咽喉引起呕吐。

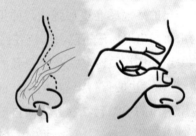

图 3-5　急救措施

其次，尽量不让患者说话，少做吞咽、吐痰或吸鼻子的动作，以防影响血液凝结。让患者用干净的布或者纸擦掉流出来的血液。

10 分钟后，让患者放开鼻翼，如果鼻子依然在出血，则让患者继续捏住鼻翼。如果止住了血，仍然需要让其保持前倾的姿势，并用温水清理鼻子周围。在未来几个小时内，保证患者安静休息，避免用力。

最后，如果患者鼻子反复出血，应继续帮助患者捏住鼻子。如果患者出血超过半小时，或者出血比较严重，则应立即将患者送往医院，接受专业治疗。

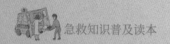

五、 刺伤

刺伤是指刀、竹签等尖锐物体刺穿皮肤和皮下组织造成的创伤。如果伤口比较深，很有可能会伤到内脏。且伤口被血凝块堵塞，或者伤口中有残留的污染物，很容易引发伤口感染，导致破伤风等厌氧菌感染，从而危及患者生命。

在日常生活中，存在很多刺伤隐患。通常，一些浅表伤口，很容易愈合。但如果是较深的穿刺伤，则存在着很多会导致严重感染的危险因素。其中，金黄色葡萄球菌和 β 溶血性链球菌是比较常见的感染因素。

一旦人体遭受刺伤后，就会出现出血和疼痛症状。如果伤口内存在异物，伤员的疼痛感会更加强烈，如果伤员的内脏被刺伤，那么伤员则会由于内出血而出现血压下降、面色苍白、脉搏变缓，甚至休克等一系列症状。

发现刺伤伤员时，抢救者急救的主要目的是控制出血。如果周围无人救助，受伤者也应保持镇静。当四肢的伤口出血比较严重时，应当就地取材，迅速用干净的手帕、衣物等物品自己进行包扎。包扎时松紧程度要适当，避免骨头移位。每隔 10 分钟左右松开包扎一次，以防伤口下端因缺血而坏死。

针对小而浅的伤口，应当先清除异物，等出血止住后，使用消毒水或者生理盐水清洗局部，然后用创可贴或纱布等医疗用品包扎伤口（见图 3-6）。

针对比较深的伤口，尤其是伤及血管、神经、内脏的伤口，一定不要随意拔除刺入物，以免加剧患者的内伤。如果伤口比较大且出血

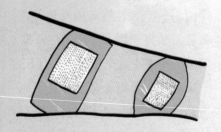

图 3-6 包扎伤口

不止，应当使用压迫止血法，或使用止血带以及其他物品先止住血，注意不要抬高患者的腿部，以防血液倒流增加出血量。然后，立即拨打急救电话，将伤员送往医院进行抢救。

如果伤员体内的脏器或者其他器官脱离身体时，切忌直接在现场将器官复位，以免因为器官感染而导致严重后果。正确的做法应当是用干净的布或者容器将脱落的器官保存好，然后尽快将伤员送到医院，让医护人员进行正确的器官复位。

伤口比较大的伤员在治疗后，注意不要经常使用有伤口的部位。平时也不要长时间捂着伤口，应当让伤口适当与空气接触，以加快伤口的愈合速度。此外，伤员应当保持伤口处的清洁，不要经常冲洗，不要用刺激物清洗伤口。要注意保持伤口部位干燥，避免伤口感染。

六、头部创伤

头部创伤大多是由锐器或者钝器所导致的。轻微的头部创伤一般除了轻微的头痛和肿胀外，并无其他症状。但如果头部受到重击，则很有可能引发脑震荡。最严重的头部创伤可导致颅内出血，从而导致伤员失去知觉，甚至昏迷或休克。

头部是人体的重要器官，在我们的头皮下面有着很多的小血管。因此，一旦头部受创，头部很有可能会大量出血，并且头部的创伤通常比表面看起来的更为严重。在某些情况下，头部创伤伤员表面上看似没事，但却很有可能已经有了头皮撕裂、脑震荡甚至颅骨骨折等严重问题。

当我们遇到头部创伤的伤员时，应当仔细检查伤员的头部，注意不要忽略头部存在的危险。怀疑伤员头部受伤时，应当采取头部急救措施进行救助，并注意伤员的颈部是否有损伤。

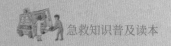

（1）如果伤员头部受伤部位的皮肤外翻，抢救者应当小心地将外翻皮肤恢复到原来的样子，同时应当认真安抚伤员，不要使伤员精神紧张，让其保持镇定。

（2）迅速用清水清洗伤口，然后使用消过毒的敷料或者没有绒毛的布料覆盖住伤员的伤口，并用手轻轻压住伤员的受伤部位，保持按压10分钟左右，以降低伤员因为失血过多而产生休克的可能性。

（3）将一只手固定放置于伤口的敷料之上，用另一只手将绷带的一端放在敷料上，然后缠绕头部，并确保绷带缠绕到伤口位置时有一定的压力。缠绕时可以将绷带上下缠绕并相互压叠，从而防止绷带在头部滑落，如图3-7所示。

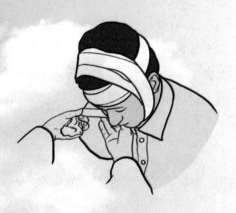

图3-7　缠绷带

（4）让伤员保持平卧体位，并将其头部和肩部稍微抬高。在急救过程中，如果伤员出现眩晕或者休克等现象，抢救者应立即拨打急救电话。在等待医护人员到来期间，抢救者应当及时记录伤员的呼吸、脉搏和反应程度，以便医护人员根据伤员情况，采取正确的抢救措施。

（5）如果伤员头部受伤后，其耳朵有液体流出，抢救者应用干净的布料盖住伤员的耳朵，让耳内的液体自然风干，并将伤员调整为侧卧体位，让流出液体的部位朝下，千万不要用物品塞住伤员的耳朵，以免给伤员带来更大的伤害。

（6）若伤员因为头部被砸伤而昏厥，那么抢救者应当立即将伤员送往医院。在被砸伤的24小时内，一定要时刻陪伴伤员，并每隔几小时唤醒伤员一次，确保伤员处于清醒状态。若伤员已经失去知觉，并且其呼吸和脉搏已经消失，抢救者应当立即对伤员进行心肺复苏。

七、胸、腹损伤

胸部和腹部损伤可以分为开放性损伤和闭合性损伤，其主要原因为刺伤、枪击或挤压等。胸腹部一旦受到伤害，人体的器官或者大血管就很有可能被戳破或者划伤，从而出现外部出血、胸腹内的脏器管流出等情况。

胸部和腹部是人体重要脏器所在的部位，同时也是人体内大血管最多的部位。人的胸腹部一旦受到伤害，无论是开放性损伤还是闭合性损伤，都有可能导致出血、脏器受损，也会因此造成严重的后果，如休克、死亡。

如果我们能够在胸腹部伤员受伤时，对其受伤部位采取急救措施，并及时将其送往医院，那么就会大大提高伤员胸腹部的治愈概率，从而降低伤员的死亡率。

1. 胸部损伤急救措施

胸部损伤的主要原因为汽车撞伤、锐器刺伤。当伤员的胸部受到损伤时，其主要表现为无法站立，疼痛难忍，并且呼吸、咳嗽时疼痛加剧，伤口出血，呼吸困难，胸闷，甚至出现休克。

其具体救助方法为：

第一，帮助伤员躺下，如果伤员还有意识，应当鼓励其向受伤一侧倾斜，以保持其呼吸顺畅。

第二，如果伤员出现出血情况，抢救者首先应当用手按压住伤口，然后就地取材，将衣物反复折叠，压在伤员伤口上。如果条件允许，则应先用纱布覆盖伤口，再用衣物覆盖伤口。

第三，当伤员胸口存在刀具等异物时，不要轻易拔除。在为伤员止血时，应当绕开异物进行压迫止血。

第四，包扎伤口时可以用长袖进行包扎。如果条件允许，则使用三角巾为伤员进行包扎。包扎方法如图 3-8 所示。

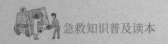

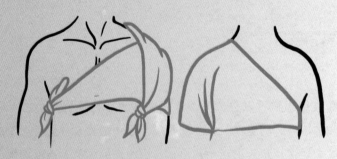

图 3-8　缠绷带

第五，急救期间，不要随意搬动伤员。将伤员搬上救护车时，不要采用肩背或者怀抱姿势，要使用平托法搬动伤员。

2. 腹部损伤急救措施

引起腹部损伤的原因大部分与胸部损伤相同，大都是由于汽车撞伤或者锐器所伤。腹部受伤时，伤员一般会出现腹痛、恶心、呕吐、面色发青、口渴，甚至大出血及胃肠外露等状况。

腹部的创伤程度不能单纯地凭借伤口的大小来判断，因为伤口小而深也有可能伤及内脏。因此，发现腹部损伤患者时，千万不要轻视创伤情况，应当积极进行救助，并及时将伤员送往医院。

腹部创伤的具体救助方法如下：

第一，及时拨打或者让围观人员帮忙拨打急救电话。

第二，让伤员保持仰卧或者半卧体位，并将双腿弯曲，从而减轻腹部的压力，这样做有利于止血。

第三，压迫伤员伤口止血。如果有条件，应当用纱布覆盖伤口，然后再用衣物压迫伤口止血。如果没有医用纱布，可暂时用衣物压迫止血。止血期间，不要随意拔除伤口上的异物。

第四，急救期间，不要让伤员随意活动，也不要给患者喂水、喂食物，以免影响后续治疗。

第五，当伤员的胃肠外露时，不能随意将其复原，应当用碗类器具扣住外露胃肠，并用纱布或其他布料包扎固定，然后尽快送往医院进行治疗。

第四章

骨折和肌肉损伤的急救

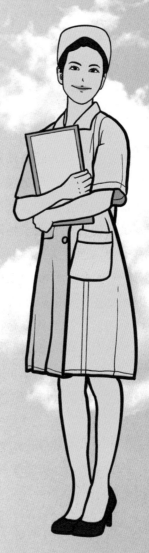

- 骨折
- 关节脱位
- 肌肉拉伤
- 扭伤
- 脚崴伤
- 肋骨损伤
- 脊柱损伤

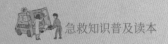

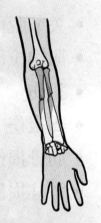

图 4-1　闭合性骨折

一、骨折

骨折是指骨头折断或者断裂的症状。一般情况下，除非人体的骨头已经老化或者存在病症，否则人的骨头是很难折断或者断裂的。但由于青少年，尤其是幼儿的骨头处于成长期，十分脆弱，所以一旦遭到严重的打击就会折断。此外，扭伤和扭曲也有可能引起骨折。

骨折分为开放性骨折和闭合性骨折。伤员出现开放性骨折时，其折断的骨头可能会从骨头的断裂处刺破皮肤，或者在骨折部位撕开一个伤口。伤员发生开放性骨折时，会出现出血情况，严重的甚至会出现休克症状。闭合性骨折则是指伤员的骨头虽然断裂，但是骨折处的皮肤没有破裂，而骨头断裂的一端因为损害附近组织，让伤员产生内出血的症状（见图 4-1）。

骨折时，伤员会出现以下症状：骨折部位畸形、肿胀；伤员的肢体扭曲或变短；骨裂的一端有粗糙的摩擦感；伤员疼痛难忍，行动困难，严重者会出现休克。当我们遇见骨折伤员时，应当先判断其骨折的类型，然后再采取相应的急救措施。

1. 闭合性骨折的急救措施

第一，让伤员保持静止状态，不要活动。急救者用手支撑住伤员骨折部位上下处的关节。如果急救时周围有旁观者，可以和旁观者一起固定伤员的骨折部位。

第二，在伤员骨折部位的周围放置一些海绵垫或者其他衬垫，以便临时支撑伤员。对于手臂骨折的伤员，我们可以用汽车将其送往医院；而遇到腿部或者其他部位骨折的伤员，应当拨打急救电话，让医护人员将其送往医院。

第三，在等待急救人员期间，抢救者可以将伤员骨折的部位固定到没有受伤的部位。例如，手臂骨折时采用悬吊固定方法（见图4-2），腿部骨折时使用宽绷带将骨折的腿部固定在没受伤的部位。

第四，如果伤员休克，抢救者应当抬高伤员的腿部（不要抬高受伤的腿部）并及时拨打急救电话，同时记录伤员的生命体征。

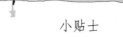

小贴士

骨折伤员的受伤部位被固定或者保护前，切记不要随意搬动伤员，除非身处险境。

此外，医护人员救治骨折伤员时通常会使用麻醉药物，所以救助时尽量不要让伤员喝水或进食。

2. 开放性骨折的急救措施

第一，使用干净的纱布覆盖伤员骨折的部位，并压迫伤员受伤部位周围进行止血，注意不要按压在伤员突出的断骨上。

第二，把敷料放在伤员伤口上，并用纱布覆盖敷料，然后用绷带固定敷料和纱布，对伤员进行包扎。包扎时注意绷带不要太紧，以防影响伤员其他部位的血液循环。将伤员的骨折部位固定好以后，抢救者应当每隔10分钟查看一下伤员其他部位的血液循环情况。如果伤员的血液循环受到影响，则应将绷带松开数分钟。

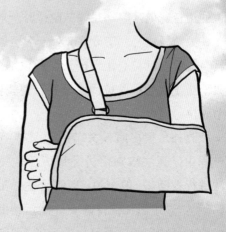

图4-2　悬吊固定法

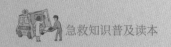

第三，在急救过程中，如果伤员出现休克症状，抢救者应当按照休克的急救办法将伤员的腿抬高；如果伤员骨折的是腿部，那就将他没有受伤的腿部抬高，并记录伤员的生命体征。此外，应立即拨打急救电话，尽快将伤员送往医院。

二、关节脱位

关节脱位是指构成关节的上下两块骨头发生错位，致使部分骨头部分或者完全脱离原位。关节脱位一般是由于受到外力致使骨头扭曲到异常位置，或者因为暴力致使肌肉受损。人的肩部、肘部、下颌和手指关节都是容易发生脱位的部位。

关节脱位的原因可分为直接外力和间接外力两种，其中大部分的关节脱位都是由于间接外力导致的。一般人关节脱位时，有可能会伴有骨头错位的声音，但是婴幼儿关节脱位时一般没有声音。

关节脱位时，伤员关节处一般会剧烈疼痛，丧失正常的关节活动能力，甚至其关节部位会出现畸形，脱位部分的皮肤会立即肿胀并出现淤伤。如果伤员出现脊椎脱位，那么其脊髓就会受损；如果伤员的肩关节或者髋关节脱位，则有可能导致瘫痪。

此外，很多时候关节脱位是伴随着骨折发生的，如果抢救者在急救过程中，无法辨别伤员是骨折还是关节脱位，可以先按照骨折的急救方法进行救助。一般来说，当伤员发生关节脱位时，可以采取以下急救措施：

（1）让伤员保持静止，然后帮助伤员支撑受伤部位，并将受伤部位保持在最恰当的位置。由于后期治疗时一般会使用麻醉药物，所以在救助期间，伤员应当禁水、禁食。

（2）使用冷湿布覆盖受伤部位，切记不要强行将伤员脱位部位自行复原，避免对伤员造成进一步损伤。

（3）用绷带或者三角巾固定伤员受伤部位。如手臂脱位时，可以按照图 4-3 所示，将手臂固定在胸前。

（4）立即拨打急救电话。在等待医护人员期间，每隔 10 分钟检查一次伤员绷带以外部位的血液循环情况，必要时应将绷带解开重新包扎。

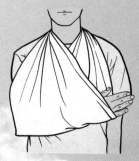

关节脱位的时间越长，医治难度越大，一般来说，如果伤员发生指关节脱位，抢救者可以通过大力地拉紧关节部位，帮助伤员复原。

如果伤员肩关节，尤其是髋关节脱位，我们在不熟悉骨骼组织的情况下，一定不要随意地尝

图 4-3 固定受伤部位

试帮助伤员将关节复位。因为关节脱位时，很有可能会损伤关节部位的血管和韧带，所以救助关节脱位伤员时，应尽快将其送往医院，接受专业治疗。

在日常生活中，尤其是青少年在运动时很容易出现关节脱位等情况。例如，在运动或者跌倒时，如果手部或者肘关节着地，就很容易引起肩关节脱位。此外，大力拉拖小孩时，也很容易造成孩子关节脱位。

当发生关节脱位时，应当尽快接受治疗。经过医生的专业治疗后，伤员切记不可过度运动，也不要马上洗澡。伤员脱衣服时，应当先脱掉健康部位的衣服，穿衣服时则应先从受伤部位开始。

小贴士

关节脱位的伤员在关节复位后，应当让关节部位固定在稳定的位置，保持2~4周。解除固定后，伤员应主动且适当地锻炼，以尽快恢复。

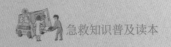

三、 肌肉拉伤

肌肉拉伤是指在运动时，肌肉由于急剧收缩或者过度牵拉而引起的肌肉损伤。肌肉拉伤后，其拉伤部位会因为肌肉紧张而形成索条状的硬块，伤员会因此出现局部肿胀或皮下出血等症状。

肌肉拉伤是很常见的一种运动损伤，人们在运动或者劳动时用力过度或者用力不协调，让某一部分肌肉受力过大，就很容易造成肌肉拉伤。肌肉拉伤后，如果伤员没有得到正确的救治，其肌肉的柔软度就会降低，甚至会产生肌肉神经疼痛等后遗症。

颈部、肩部、下背部和腿部是常见的肌肉拉伤部位。肌肉拉伤一般可以分为轻度拉伤、中度拉伤和重度拉伤三种。

轻度肌肉拉伤是指肌肉纤维的一小部分被撕裂，从而导致肌肉出现僵硬、疼痛、肿胀、擦伤或抽筋反应。一般情况下，轻度拉伤不会使皮肤表面出现异常现象，但伤员会有疼痛感，通常轻度拉伤在几周内便可自行恢复。

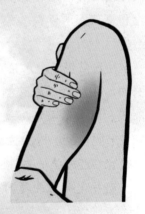

图 4-4 肌肉拉伤

中度和重度拉伤则是指肌肉纤维部分或者完全断裂，中度拉伤会导致伤员出现内出血症状，从而造成伤员拉伤部位肿胀，身体虚弱，不能正常活动。而肌肉受到严重拉伤后，肌肉纤维断裂的部分会产生凹陷。面对中度和重度拉伤伤员时，应将其尽快送医。

而在送医之前，我们可以采取的急救措施包括以下几个。

（1）停止运动锻炼，帮助伤员坐下或者躺平，从而保护伤员受伤部位，避免伤员遭受二次伤害，让伤员保持一个舒适姿势支撑受伤部位，最好将受伤部位抬高。

（2）将冰袋或者冷垫覆盖在伤员的受伤部位，通过冷敷减轻伤员的疼痛感，以及减缓受伤部位的肿胀程度和淤血现象。

（3）使用棉布覆盖受伤部位，然后用弹性绷带包扎受伤部位，通过加压减少受伤部位内出血量，防止组织液增加。使用绷带包扎时需要注意，如果伤员感到刺痛、麻痹或者皮肤变色，则需要解开绷带重新包扎，以免受伤部位周围的血液不循环。

（4）肌肉拉伤后，在 24 小时内不要对受伤部位进行热敷，也不要给伤员进行揉捏和按压，以免加重内出血和肿胀现象。

（5）抬高受伤部位，减轻伤员的不适感，以缓解受伤部位肿胀和淤血情况。

一般情况下，肌肉拉伤不是很严重的伤，采取以上急救措施后，基本伤情可以稳定。但如果伤员持续疼痛，或者疼痛感很强烈，其受伤部位不能活动时，则应立即送往医院，尽快接受专业治疗。

四、扭伤

扭伤是指四肢关节或者躯体部位的软组织（如肌肉、韧带、肌腱）等受到损伤，但并无骨折、脱臼、皮肉破损现象。常见的扭伤部位包括腰部、肩部、腕部、脚踝等。

在日常生活中，运动、碰撞、负重、持重、不慎跌倒、过度扭转等都很容易导致手脚或其他部位的皮肉筋脉受到损伤，导致该部位局部淤血。当发生扭伤时，伤员会有疼痛感，同时可能出现肿胀，皮肤发红或青紫症状。

当遇到扭伤伤员时，如果抢救者及时采取正确的急救措施，则能够有效地阻止伤情恶化，并缩短受伤部位愈合的时间，但在实际生活中，很多

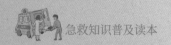

人在扭伤后往往不了解急救方法。其实，扭伤的处理措施非常简单，大家只要掌握"大米"（rice）急救法，就能轻松救助他人或者进行自救。

"大米"（rice）急救法是指休息（rest）、冷敷（ice）、加压（compression）、抬高（elevation）四步急救法。由于这四步措施的英文首字母正是大米的英文单词，故人们称之为"大米"急救法。

第一步：休息（rest）

扭伤后，首先应当立即停止运动，坐下或者躺下休息，从而减小疼痛、出血量或肿胀程度，避免伤情恶化。在进行急救处理之前，抢救者应仔细观察伤员扭伤部位是否肿胀，如果受伤部位变红，且伤员十分疼痛，并且能够明显感觉到受伤部位有液体流动，说明组织液正在渗出。

此时，伤员应忍住痛，轻轻活动一下受伤部位。如果自己没有办法活动，则要考虑是否出现骨折。如果确认骨折，则需要利用平板等物品将关节部位固定起来。

第二步：冷敷（ice）

使用冷冻的东西覆盖受伤部位，可以减缓内出血和软组织液体渗出情况，以及减轻伤员的疼痛感。冷敷时最好使用冰袋，抢救者如果没有冰袋也可以用冷饮代替。为防止冻伤，可以将冰袋或冷饮包裹后再使用，并且每次冷敷不要超过20分钟。在冷敷期间，为了避免再次出血和组织液渗出，不要揉搓扭伤的部位（见图4-5）。

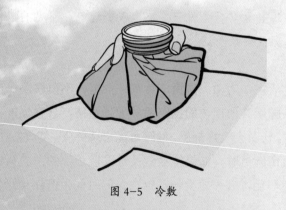

图4-5　冷敷

冷敷时，伤员会产生体冷、疼痛、灼热、麻木等感觉。在伤员感到麻木时，抢救者可以暂时停止冷敷。冷敷后不要急着热敷，一般冷敷2天后再转用热敷，如果扭伤比较严重，则需要冷敷3天，等肿胀消退后转用热敷。

第三步：加压（compression）

即时用干净的敷料覆盖受伤部位，并用绷带包扎，从而达到控制伤情的目的。包扎时，一般从受伤部位下方开始往上包，包扎到受伤部位时要减缓力度，保证血液循环。包扎过程中，如果伤员有疼痛感或者出现皮肤变色等现象，表明血液循环受到阻碍，应当松开绷带重新包扎。

第四步：抬高（elevation）

将伤员受伤部位抬高，最好高于心脏，这样做有利于止血消肿。抬高受伤部位前，应先将受伤部位固定。

五、脚崴伤

脚崴伤在医学上被称为"足踝扭伤"，是由于外力使足踝部超过最大的活动范围，导致关节周围的肌肉、韧带甚至关节囊被拉扯撕裂，从而引起肿胀、疼痛和跛行的一种损伤（见图4-6）。

脚崴伤是日常生活中经常会遇到的意外事件。很多人崴脚后，总是抱有无所谓的态度，认为静养两天就好了。轻微的崴伤的确可以通过简单修养痊愈，但是如果崴伤比较严重，且得不到正确的治疗，那么脚踝部位很有可能会遭受再次损伤，从而导致更严重的后果。

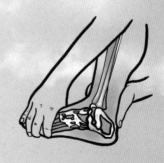

图4-6　脚崴伤

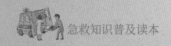

轻微的崴伤一般只是软组织损伤，所以伤员可以自行处理。而严重的崴伤则可能是脚踝或第 5 跖骨（脚部中间部位的骨头，由内侧到外侧依次为第 1~5 跖骨）骨折，严重的可能为内外双踝骨折，甚至三踝骨折。因此，严重者必须到医院接受治疗。

脚崴伤时，其具体应对措施如下。

1. 辨别伤情

一般来说，如果伤员崴伤后不是很疼痛，可以自己活动足踝，并可以勉强站立和走路，或者只是脚部筋肉疼痛，则大多为扭伤，可以自行处理。如果伤员疼痛剧烈，不能自己活动足踝，并且疼痛集中在骨头上，受伤部位迅速肿胀，则为严重脚踝伤，应当立即去医院接受治疗。若条件有限，不能快速抵达医院，应当采取一些急救措施。

2. 先冷敷后热敷

冷敷和热敷都是物理疗法，冷敷的作用为止血，而热敷的作用为活血。因此，脚崴伤后，为了避免内部破裂的血管继续出血，应当先冷敷控制住伤势，等到出血停止后再转用热敷。

原则上，崴伤 24 小时后，就会停止出血。但在实际生活中，则要根据具体情况来判断。一般来说，如果伤员的伤势稳定，抬高和放低脚部没有差别，或脚部温度趋于正常，则表示已经止血，可以热敷。

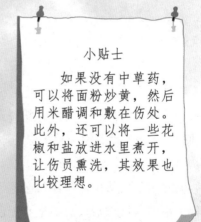

小贴士

如果没有中草药，可以将面粉炒黄，然后用米醋调和敷在伤处。此外，还可以将一些花椒和盐放进水里煮开，让伤员熏洗，其效果也比较理想。

3. 适当活动

在伤员刚刚崴伤，其伤势还未恢复时，抢救者应当抬高伤员的受伤部位，限制伤员的活动。等到伤势比较稳定时，再让伤员自行活动脚踝，但是注意不要让其做引起剧痛的动作。当脚部的肿胀感和疼痛感基本消除后，伤员可以尝试下地走动。

4. 适当按揉

伤员崴伤初期，在血肿还未消退前，抢救者可以用手掌按揉伤员血肿处，其力道控制在虽疼但是可以忍受的程度即可，按揉时间为 2~3 分钟，重复按揉 5 次。当出血停止后，抢救者应当以揉为主。

5. 正确用药

伤员脚部内出血停止之前，注意不要服用活血药物，可以适当用镇痛药物喷洒伤处。

六、 肋骨损伤

肋骨损伤大多是由于跌倒、胸部受到重击、挤压导致一根或多根肋骨骨折的情况。如果肋骨骨折处有外伤或者肋骨断裂端刺穿肺，则有可能致使伤员呼吸受到严重影响。若较低位置的肋骨骨折，则会损伤肝、脾等内脏，导致内出血。

肋骨不仅是胸腔的支架，还是呼吸系统的重要组成部分。此外，肋骨还是心脏和肺的保护伞，在人体遭受外力时保护重要脏器不受伤害。但如果肋骨遭受的外力过于强大，超过了其可以承受的能力，则会导致肋骨折断。

在胸部创伤中最常见的就是肋骨骨折，其几乎占了胸部创伤的 70%。人体的肋骨一旦骨折，则骨折处就会刺激肋间神经，使人产生疼痛感，并随着呼吸和咳嗽以及体位变动造成的肋骨移动而加剧。

如果肋骨断裂处刺破了胸膜和肺组织，则会导致空气进入胸膜腔，引发气胸。胸腔里面的空气若逐渐增多，则伤员会出现呼吸困难症状。当发生多处肋骨骨折时，伤员的胸廓会变形，并且伴随着反常呼吸现象，若长

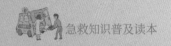

时间得不到救治，伤员会呼吸衰竭，危及生命。

肋骨骨折分为闭合性单处肋骨骨折、多处肋骨骨折、伴有血气胸的复杂性肋骨骨折等，不同类型肋骨骨折的急救方法如下。

1. 闭合性单处肋骨骨折急救方法

闭合性单处肋骨骨折患者大多能够自行愈合，无须紧急处理，只需送医院接受治疗。如果伤员发生闭合性单处肋骨骨折，可以使用三角巾或者布带将伤员的侧肢体悬吊在胸前（见图4-7），从而保护伤员受伤的胸壁。注意将伤员送往医院时，应当让伤员保持坐立位。

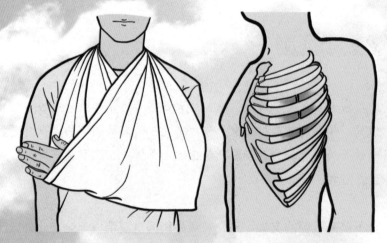

图4-7　闭合性单处肋骨骨折急救方法

2. 多处肋骨骨折急救方法

伤员如果发生多处肋骨骨折，呼吸会变得困难，此时抢救者应当将比较大的软垫覆盖在其受伤部位，然后用三角巾悬吊受伤部位的侧臂，并用宽布带将侧臂固定在胸前，从而控制胸壁的不正常活动。送往医院时，应当让伤员保持半坐位，并用物品支撑伤员背部。

3. 伴有血气胸的复杂性肋骨骨折急救方法

当伤员发生伴有血气胸的复杂性肋骨骨折时，抢救者应当立刻让伤员用手掌，或者使用大于伤口面积的不透气敷料封住伤口。如果伤员的呼吸特别困难，可以用胶布封住敷料的上边、左边和右边，留出敷料的下边以利于伤员排气。

然后，将毛巾或者衣服放在伤员胸部和受伤侧的手臂之间，用布带将手臂悬吊在胸前，并让伤员用手臂紧紧压在毛巾或衣服上面。在送往医院途中，应当让伤员保持半卧体位，并用适当物品支撑伤员胸部。

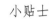

小贴士

肋骨骨折伤员忌吃骨头，因为骨折后大量摄入肉骨头，会使骨内无机质成分增高，导致骨质内有机质的比例失调，会对骨折的早期愈合产生阻碍作用。

七、脊柱损伤

脊柱受到损伤时可能涉及背部或者颈部的一个或多个部位，如脊椎、椎间盘、周围肌肉和韧带，以及脊髓和分支出来的神经末梢等。脊柱损伤最严重的情况是脊髓损伤，该损伤可以导致伤员受伤区域以下丧失感觉，即存在颈部以下瘫痪的可能。

脊柱损伤常常由以下事故导致：高空坠落、失控摔伤、跳水、从摩托车或马上摔下、重物砸伤和头面部受伤。脊柱损伤的伤情一般比较复杂，其多发伤、复合伤比较常见，并发症也比较多。脊柱严重受伤的伤员，可能会终身残疾或者有生命危险。

具体来说，伤员脊柱损伤时会出现以下症状：颈部或背部等受伤部位疼痛；脊柱外的皮肤有触痛感；脊柱的弯曲程度出现异常，产生阶梯状不规则弯曲或者扭曲现象；肢体控制能力下降，活动能力下降或丧失；大小

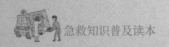

便失禁；呼吸困难。

抢救者对脊柱损伤的伤员采取急救措施时，要根据其具体情况采取不同的救助方法，常见的有应答伤员的急救方法和无应答伤员的急救方法等。

1. 有应答伤员的急救方法

首先，抢救者应当安慰伤员，不要让其乱动，并拨打急救电话。

其次，抢救者跪在伤员的头后侧，用双手扶住伤员头部两侧，手指在伤员耳朵处分开，保证伤员能够听到声音。以肘部支撑地面保持稳定，让伤员的头部、颈部和脊柱保持在一条直线上。

> **小贴士**
>
> 脊柱受损的患者应当多吃水果、蔬菜、豆类、糙米、全麦等富含纤维的食物，每天最好喝3000毫升的水，以利于排尿排便。此外，每天饮用一些牛奶，有利于恢复身体。

最后，让旁观者协助自己，将毛巾或衣物卷成筒状，放置在伤员头部两侧，将伤员的头部保持在中间位置。注意在等待救护车到来期间，抢救者务必一直扶住伤员的头部，以防伤员脊柱出现弯曲。

2. 无应答伤员的急救方法

第一，拨打急救电话，然后跪在伤员的头后侧，保持与抢救有应答伤员时一样的急救手势，保证伤员的头部、躯干和腿保持在一条直线上。

第二，将指尖放在伤员的下颌处，并用手指轻轻抬起伤员的下颌，让伤员的气管保持开放状态。注意：在操作过程中，要时刻保持伤员头部处于中间位置，不要倾斜。

第三，检查伤员是否有呼吸。如果有呼吸，抢救者应当继续固定伤员的头部，等待救护车到来。

第四，如果伤员停止呼吸，应当立即对伤员进行心肺复苏。若需要翻身，则应支撑住伤员的头部，让3个旁观者协助自己轻轻拉直伤员的四肢，然后将伤员拉向一侧，接着让另外两个旁观者在伤员的另一侧轻轻助推。在搬运过程中，抢救者应时刻注意让伤员的头部、躯干和腿部保持在一条直线上。

　　第五，注意观察伤员的呼吸、脉搏和反应程度并记录下来。

第五章

意外事故中的急救

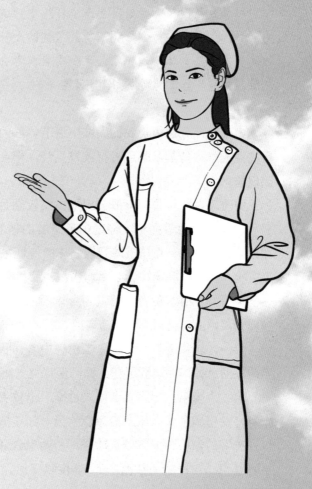

- 中暑
- 触电
- 溺水
- 高空坠落
- 电梯事故
- 踩踏事件
- 烧、烫伤
- 冻伤

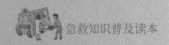
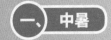 一、中暑

中暑是指因长时间暴露在高温环境中，或长时间在炎热环境中进行体力活动，引发的人体体温调节功能紊乱的一种症状。轻微中暑患者会出现口渴、恶心等身体不适现象，重度中暑患者会出现热射病等并发症，导致心脏、肾脏等器官受到损害，危及生命。

中暑大部分是由于我们大脑中调节体温的恒温器失控所导致的。夏季在高温天气中持续暴晒或者持续发高烧，都会让我们的身体出现危险的过热现象。

中暑患者在中暑前一般会出现体温较高且汗液增多、口干舌燥、头晕恶心、四肢无力等症状。轻度中暑患者的体温会逐渐超过38度，并出现面色苍白或潮红、血压下降及四肢冰冷等现象。重度中暑患者体温会在40度以上，并且皮肤无汗、心率加快。

中暑发生时，患者在感觉到身体不适后，可能在数分钟内就会失去应答能力。因此，当遇到中暑患者时，抢救者应及时采取一些急救措施。

第一，转移患者。一旦患者出现中暑症状，抢救者应迅速将患者转移至阴凉通风处，并疏散围观人群，保持空气流畅。

第二，降温。如果患者体温过高，抢救者可以用酒精或冰水擦拭患者全身，并用扇子或电风扇给患者吹风，加速散热降低体温。有条件时，可以在患者的额头或腋下放置冰袋，帮助患者降温。降温时，不要快速降低患者体温。当患者的体温降到38度以下时，应停止冰敷、酒精擦拭等强降温措施。

第三，补水。如果患者刚刚中暑，或者中暑症状比较轻微，在其有意识时，让患者适当饮用一些淡盐水、小苏打水或清凉饮料。但需要注意：不要让患者补充过量的水分，以防其出现恶心、呕吐或腹痛现象。

预防中暑小常识

1.尽量不在高温天气出门，避免太阳暴晒。

2.在室内时不要将空调温度调得太低，以免室内室外温差太大。

3.外出时做好防晒准备，不要让皮肤长时间暴露在烈日下。

4.回到室内时，不要迅速用凉水洗澡，吹风时不要直吹。

第四，保持患者清醒。如果患者已经丧失意识，呼之不应，推之不醒，抢救者应刺激患者。若患者呼吸、心跳停止，应当立即对患者进行心肺复苏。

第五，转送医院。遇到重度中暑患者，应当立即拨打急救电话。送往医院途中，应当尽量在患者额头、胸口、腋下及大腿根部放置一些冰袋，从而保护患者的心肺、大脑等重要脏器，达到物理降温的效果。

夏日炎炎，很多地方持续高温，人们极易中暑，所以了解一些中暑的急救措施是必不可少的。此外，我们还可以食用一些预防中暑的食物，从而降低中暑的概率，如多吃维生素含量高的新鲜水果和蔬菜，多喝一些山楂、绿豆、酸梅等熬成的汤。

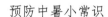

二、触电

触电是指人体直接接触电源，从而身体受到损伤的危险行为。人触电后，电流可能直接流过人体的内部器官，导致心脏、呼吸和中枢神经系统紊乱，或者电流的机械、化学和热效应致使人体表面被电伤。

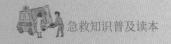

　　近年来，电气设备和家用电器的应用越来越广泛，我们生活中的触电事故也变得越来越多。当人触电时，电流会瞬间穿过人体，导致人们出现昏厥、呼吸和心跳停止，触电者的受伤程度与电压的高低有直接的关系。

　　如果人触碰的是高压电，通常会立即死亡，即使存活也大多受伤严重。因为高压电的电压强度高达 10 千伏，远远超出了人能承受的范围，并且在人触碰时，高压电可以导致人的肌肉震颤，从而将人抛出一段距离，致使人遭受骨折、脊柱损伤等。

　　低压电通常是指家庭或者工作场所使用的电压，虽然低压电损害程度比高压电要低，但是如果不及时采取急救措施，也有可能会导致严重问题甚至死亡。低压电触电事故通常是由于触摸损坏的开关、出故障的电器以及磨损的电线引起的。

　　除了电器设备和家用电器触电事故外，还有一种自然触电现象，即雷击。短暂的雷击会导致热灼伤，致使衣服着火、人被击倒或者心跳、呼吸停止。

　　根据调查，触电后一分钟内被抢救，存活率为 90%；在 1~4 分钟内被抢救，存活率为 60%；超过 5 分钟，存活率则在 10% 以下。因此，抢救触电者时一定要在最快的时间内采取急救措施，从而提高触电者的存活率。

　　发现触电者时，应当立即采取以下急救措施。

1. 脱离电源

　　触电急救时，首先应当让触电者脱离电源。因为电流作用的时间越长，对触电者的危害就越大。切断电源时，首先应立即关闭电源的开关，拔掉电源插头，然后利用木杆、塑料制品等绝缘物品挑开触电者身上的电源，如图 5-1 所示。

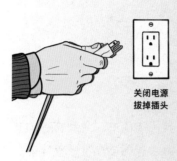

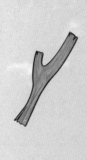

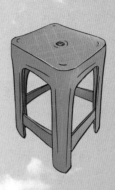

图 5-1　脱离电源的方法

如果触电者仍在漏电的电器上，则应立即用干燥的绝缘棉被、棉衣将触电者推开。切记，在未切断电源之前，不要直接用手去触摸触电者，以防抢救者因触电而伤亡。此外，如果触电者触碰的为高压电，则应当立即向当地电力局求助，请求切断高压电区域的电源。在被告知可以安全接近触电者之前，千万不要轻易接近触电者。

2. 观察触电者

触电者脱离电源后，如果神志清醒，呼吸心跳还存在，为防止发生心衰或休克症状，不要让触电者站立或者走动，应当让其就地平卧，同时仔细观察触电者情况，并合理包扎触电者的灼烧伤口。抢救高压电触电者时，还要注意防止触电者再次摔伤。

3. 心肺复苏

如果触电者的心跳停止，但呼吸尚存，则抢救者应当立即对触电者进行胸外按压。如果触电者的呼吸、心跳均停止，则应当对触电者进行心肺复苏。在抢救过程中，抢救者应当每隔几分钟检查一次触电者的

预防触电小常识

1. 不用手或小刀等物捅墙壁上的插座。

2. 不用湿手或湿布触摸电器、电源。

3. 不随意拆卸、安装电源线路、插座、插头。

4. 购买电器时，应当到正规商店购买，并且认准安全标识和检验合格证明。

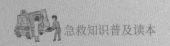

呼吸心跳情况，在医护人员未到来之前，抢救者应当一直抢救触电者。

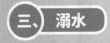三、溺水

溺水又称淹溺，它是指人淹没在水中或者其他液体中，受到伤害的状况。当人的鼻子、嘴巴和气路淹没在水中时，溺水者则会产生呼吸障碍、窒息、缺氧，甚至呼吸、心跳均停止的现象。

历年夏季，都存在因游泳导致的溺亡事件。其中，临海或者临河的地区，每年都有溺水而亡的人。据相关部门统计，我国每年有将近5万名0~14岁的儿童死于意外伤害，其中溺水而亡的儿童多达2万名。

2018年，《海峡都市报》曾经报道过一则新闻：在某市某婴幼儿游泳馆中，一位母亲因转身发了一条短信，导致1岁女婴在游泳池中溺水1分钟。由于现场没有人懂得急救，该女婴最终身亡。

因为不懂自救，以及旁观者没有掌握基本的急救知识，从而导致溺水者丧失生命的事情已经屡见不鲜。针对这些新闻，我们最需要做的就是主动学习急救知识，避免这些悲剧发生。

1. 溺水者自救方法

当不会游泳者意外落水后，首先要保持镇定，切记千万不要将手上举，拼命挣扎。应当冷静地采取头顶向后姿势，让口鼻露出水面，以确保可以呼吸。呼气时尽量轻浅，吸气时尽量深重，然后等待他人救援。

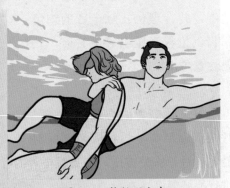

图 5-2　抢救溺水者

如果会游泳的人不慎腿脚抽筋引发溺水，应当保持镇定，及时呼喊他人。然后将身体抱成一团，让身体浮上水面。接着深吸一口气，浸入水中，用手拼命拉扯抽筋部位，尽可能地消除抽筋症状，然后慢慢游向岸边。

2. 抢救者急救方法

抢救者发现有人溺水时，应当尽量脱去衣裤和鞋子，迅速游到溺水者附近。从溺水者背后或者头部抓住其头颈，利用另一只手臂游到岸边（见图5-2）。如果抢救者的游泳技能不熟练，最好携带救生圈或木板进行救助。不会游泳的抢救者可以借助竹竿或绳索将溺水者拖到岸边。

在抢救过程中，抢救者应当防止溺水者紧抱自己导致双双溺水。如果溺水者抱住自己，不要相互拖拉，应当放手自沉，等溺水者松开双手后，再进行救助。

当抢救者将溺水者救上岸后，应当根据溺水者的具体情况，采取一些急救措施。

第一，让溺水者头朝下，立即撬开其嘴巴，将口腔和鼻腔内的杂物清除出去，然后迅速用手掌连续拍打溺水者后背，保持其呼吸顺畅。

第二，让溺水者头部和脚部向下，趴在抢救者腿上，然后压迫其背部，从而清除溺水者呼吸道内的积水。或者将溺水者双脚放置在抢救者肩上，使其头、足下垂，然后通过原地跑动，倒出溺水者呼吸道内的积水（见图5-3）。

第三，如果溺水者呼吸和心跳已停止，抢救

> 预防溺水小常识
>
> 1. 不要独自在河边、海边玩耍。
> 2. 游泳前要做好适当的运动准备，防止腿脚在水中抽筋。
> 3. 不去非游泳区游泳，不会游泳者不要去深水区游泳。
> 4. 身体欠佳时不要游泳，尤其是心脏病和传染病患者。

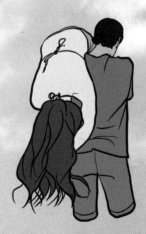

图5-3　溺水者急救措施

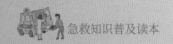

者应当迅速对溺水者进行心肺复苏。清除溺水者口鼻堵塞物和呼吸道积水时，速度一定要快，从而给心肺复苏争取更多的时间，增加溺水者的存活率。

第四，经过初步抢救后，如果溺水者的呼吸、心跳逐渐恢复正常，则可让其饮用一些热茶水并将其送往医院。如果经过抢救，溺水者仍没有脱离危险，应当尽快将其送往医院。

四、高空坠落

高空坠落伤是指人从高处坠落时，因受冲击力，致使人体组织和器官遭到一定程度破坏而引起的损伤。高空坠落大部分为进行建筑施工和电梯安装等作业时导致的意外跌落。

高空坠落时人的损伤程度与坠落高度和伤员体重成正比，当高度越高，体重越重时，其冲击力就越强。根据有关专家研究，人的坠落高度为 5 楼以上时，多半会出现多种并发症状，如骨折、多个器官或系统损伤、昏迷等，严重者会当场死亡。

高空坠落具体的伤情与人的着地部位息息相关。一般自杀的人往往是头部先着地，其死亡率非常高；因为奔跑不慎坠落者往往下肢和臀部先着地，从而导致脊柱等部位损伤；高空作业意外坠落大多由高处仰面坠落，从而导致腰椎、脊髓等部位损伤。

高空坠落者常出现多种脏器损伤的状况，因此在急救过程中，抢救者首先要救命，切记不能因为过多过细的检查延误急救时机。具体的急救措施如下。

1. 初步检查

检查血压、呼吸、脉搏、出血情况，从而迅速地判断伤情的严重程度。

如果高空坠落者口腔内存在血块、呕吐物，应当及时清除口腔内异物，并将其头部向一侧倾斜，或让其保持侧卧位，确保呼吸道通畅。

2. 迅速止血

当高空坠落者大量出血时，应当及时采取一些止血措施，从而减少其出血量。比较常见的止血法是加压止血法，即压迫高空坠落者受伤部位或近端的主要血管，然后用敷料覆盖伤口并用绷带纱布进行包扎。包扎完毕后，应当将其受伤部位抬高，达到止血的效果。

当一般的止血方法无效时，可以谨慎采用止血带进行止血。使用止血带时一般不要持续配戴超过 1 小时，避免影响高空坠落者的血液循环。

3. 搬运高空坠落者

一般情况下，搬运高空坠落者时应使其保持仰卧位。但要根据实际情况，采取相应的体位。

颅脑或者面部损伤的人员应当采取侧卧位，或者头偏向一侧，避免因为分泌物或舌头后坠堵塞呼吸道；胸部受到损伤的人员应当采取半卧位，从而减轻呼吸困难等症状；腹部损伤的人员则采取仰卧位，并注意将其膝盖垫高；当高空坠落者发生休克时，应当使其仰卧，并将颈部和腿部垫高；脊柱损伤的人员应当由 3~4 人一起搬动，在搬动时，要保持其头部、躯干和腿部在一条水平线上。

高空坠落者的伤情一般都比较复杂和严重，并且其伤情变化也比较迅速。因此，在抢救高空坠落者时，抢救者一定要遵循先救命后治疗的原则。在整个抢救过程中，还应当不断监测其病情变化，从而达到救治的目的，降低死亡率。

五、电梯事故

电梯事故是指由于电梯门系统故障、冲顶或蹲底等造成人员伤亡的事

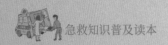
故。根据相关调查，在频发的电梯事故中，16%是因为电梯的质量问题导致的，24%是因为电梯的安装问题导致的，而60%是因为电梯的维修和保养问题导致的。

在日常生活中，电梯事故导致人员伤亡事件频频发生。很多人在遭遇电梯事故时，往往因为没有一定的电梯急救知识而导致悲剧发生。那么，为了防止和减少电梯事故伤亡率，我们应掌握哪些电梯急救知识呢？

第一，当电梯因故障停止运行时，要保持冷静，尽量调整呼吸，然后使用电梯内的电话或对讲机与电梯工作人员联系。如果手机有信号，也可立即拨打119，请求消防人员帮忙。如果联系工作人员和消防人员无果，应当用力拍打电梯门，引起电梯外人员的注意。在等待救援人员到来的期间，要保持镇定，听从救援人员的指挥，保护自身安全。

第二，当电梯运行速度突然加快时，应当迅速按照从底部到上面的顺序按亮每层按键。如果电梯有把手，应当立即用一只手攥紧把手，避免重心不稳摔倒，然后整个背部跟头部紧贴电梯墙壁。如果电梯里没有把手，则将双手反撑在电梯墙壁上，然后头部和背部紧贴电梯墙壁，膝盖弯曲，借助韧带承受重击压力，同时踮起双脚（见图5-4）。

第三，如果求救迟迟得不到回应，应当注意保持体力，避免过度疲劳。若带有孩子，要安抚其情绪，并避免孩子乱碰、乱跑，引发其他意外事故。

第四，如果乘坐扶梯时发生意外，务必要在第一时间按下紧急制动按钮。当伤员被卷入电梯时，应当立即拨打119，尽快让消防人员进行专业的救助。

除了需要掌握以上基本的急救

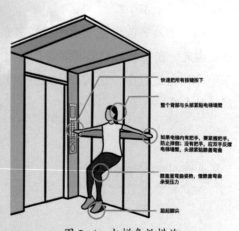

快速把所有按键按下

整个背部与头部紧贴电梯墙壁

如果电梯内有把手，要攥紧把手，防止摔倒；没有把手，应双手反撑电梯墙壁，头部背部贴紧膝盖弯曲

膝盖呈弯曲姿势，借膝盖弯曲承受压力

踮起脚尖

图5-4 电梯急救措施

知识以外，乘坐电梯时还需要谨记预防电梯事故的措施。

第一，乘坐电梯时，如果发现电梯运行异常，或者在电梯内闻到焦糊味，立即停用电梯并及时告诉维修人员，避免造成其他人员损伤。

第二，乘坐扶梯时，一定要将鞋带系紧，并注意收拢比较宽松的衣物，避免扶梯在运行时挂拽，导致人员受伤。

第三，带领孩子乘坐电梯时，要时刻牵住孩子的手，不要让孩子在电梯内追逐打闹，或者乱碰电梯内的按钮。

> 电梯事故急救口诀
>
> 　电梯突停莫害怕，
> 电话急救门拍打。
> 　配合救援要听话，
> 层层按键快按下。
> 　头背紧贴电梯壁，
> 手抱脖颈半蹲下。

第四，不要乘坐年久失修或不符合使用标准的电梯。上下电梯时，不要拥挤或互相推搡。如果乘坐扶梯时不慎摔倒，且无法站立，应当设法靠近电梯墙壁，然后双手在颈后抱住后脑勺，将身体蜷缩成球状，使用双肘撑地。如果条件允许，要尽可能地抓住比较牢靠的物体。

六、踩踏事件

踩踏事件是指人们遇到危险时，因为恐惧出自本能地慌不择路，从而引发人群拥挤甚至踩踏事故。踩踏事故往往发生在空间有限、人群相对集中的场所，如球场、商场、狭窄的街道、影院、酒吧等。

在日常生活中，在人群比较集中的场所经常出现踩踏事件，其中学校为踩踏事件的高发地。在下课或举行某些活动时，在拥挤的人群中，很容

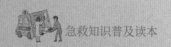

易出现前面有人摔倒，但后面的人毫不知情地继续前行，最终导致人群像多米诺骨牌一样连锁倒地。

相关专家研究，人群因为兴奋、恐慌、愤怒等激动情绪失去理智时，如果有人置身其中而摔倒，就很容易受到踩踏伤害。此外，很多受害者往往是在刚意识到危险时，便被人群踩在脚下。因此，了解在人群中如何保护自己，避免踩踏悲剧的发生，对于人们尤其是青少年来说，是非常有必要的。

为了预防和避免踩踏事故的发生，保护自己的人身安全，当我们置身于人群密集的大型集体活动中时，应该掌握以下自救和防护措施。

1. 防护措施

如果我们突然遭遇拥挤的人群，切记不要慌张。如果拥挤人群向自己涌来，应当马上到一旁躲避，不要慌张奔跑，避免摔倒。如果身边有商店或者咖啡馆等容身之所，可以到店铺里面躲避。切记不要在人群中逆行，这样很容易被人推倒。

> **校园预防踩踏事件小常识**
>
> 1. 课间休息和放学时不要急于下楼，牢记安全第一。
> 2. 在楼梯行走时，严格遵守靠右行走规则，严禁追逐打闹。
> 3. 在楼梯上排队前进时，不要轻易弯腰捡拾物品。
> 4. 发现不文明的行为时，要敢于劝阻和制止。

当自己置身于拥挤人群之中时，最重要的是要保持稳定站立，并远离店铺的玻璃窗，避免玻璃破碎扎伤自己。在人群之中，身体要保持直立，切不可前倾。若鞋子不慎被踩掉，不要贸然弯腰找鞋或者系鞋带。若条件允许，应当抓住路灯、电线杆等坚固牢靠的东西，等到人群过去后，再离开现场。

2. 自救措施

置身于拥挤人群中时，要时刻保持警惕。一旦发现人群中出现骚动或异常行为，则要做好保护自己的准备。此时前进时要更加小心，避免被东西绊倒。如果发现前面有人摔倒，则应当立刻停止前行，并大声呼救，以便让后面的人知晓情况，停下脚步。

如果不慎被人推倒，应当快速设法靠近墙壁，然后将身体蜷缩成球状，将双手放到颈后抱紧，从而保护头部等脆弱部位不受伤害（见图5-5）。

3. 救治步骤

如果已经发生踩踏事件，首先应当立即拨打急救电话。在医务人员到来之前，应当采取科学的方法自救或互救。

采取急救措施时，应当遵循先救助

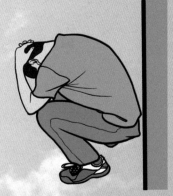

图 5-5　自救措施

重伤者、老人、儿童和妇女的原则。一般来说，有明显外伤、血流不止、血压下降、呼之不应等症状的伤者都属于重伤者。其中，一旦发现伤者呼吸和心跳停止时，要立即对伤者进行心肺复苏。

七、烧、烫伤

烧伤是指热液、蒸汽、火焰或钢水等引起的组织伤害，主要会造成皮肤或黏膜损伤，严重者可能会伤及皮下或黏膜下的组织。烫伤是指由无火焰的沸水、热油、烧热的金属等导致的组织损伤，常见的烫伤一般为低温烫伤，即由于皮肤长时间接触高于体温的物体导致的烫伤。

烧、烫伤是日常生活中比较常见的一种损伤，它包括高温、化学物质、电流等引起的组织灼伤。烧烫伤急救的五字原则为：冲、脱、泡、盖、送（见图5-6）。冲就是冲淋降温；脱就是脱去浸满热液的衣物；泡是指冷疗；盖是指覆盖创面；送是指转送医院。具体的急救方法如下。

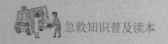
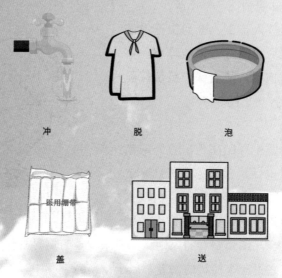

冲　　　　　脱　　　　　泡

盖　　　　　　　　送

图 5-6　五字原则

第一，冲。遇到烧、烫伤伤员，首先应当让伤员远离热源，然后迅速用流动的冷水冲洗伤员受伤部位 10~20 分钟。冲洗的时间越早，越容易降低受伤部位的温度，并减轻、烧烫伤对组织造成的损害。

第二，脱。冲洗完毕，帮伤员的皮肤降温之后，应当小心地脱去伤员表面的衣物。必要时，可以用剪刀将衣物剪开，以免脱衣服时不小心碰到伤口。如果伤口上有粘连的衣物，切记不要强行脱离，避免造成新的伤害。

第三，如果伤员的疼痛感十分剧烈，可以将伤员烧、烫伤部位在冷水中浸泡 10~30 分钟，以缓解伤员的疼痛感。

第四，使用棉质的布类或者干净无菌的纱布覆盖伤口，并将其固定住。如果伤员的面部烧伤或者烫伤，应当让伤员保持坐姿或者半卧体位，将干净无菌的纱布在口、鼻、眼、耳等部位剪出几个洞，然后覆盖在伤员脸上。

第五，轻度烧、烫伤一般会导致皮肤发红，但不会起水泡，三五天皮肤就可以痊愈，所以烫伤者可以在家自行处理。而重度烫伤者在冷却后，依旧剧痛难忍，并出现水泡。因此，发现重度烧烫伤者时，应当用干净的纱布或布类覆盖伤员伤口，切记不要将创面上的水泡弄破，然后立即将伤员送往医院。

此外，化学物质、电流引起的烧、烫伤对人体的伤害也很大，且这些特殊类型的烧、烫伤的急救措施也有所不同。

例如，处理生石灰、氢氧化钠等强碱类化学物质引起的烧、烫伤时，首先要脱去浸有碱液的衣物，再用大量的清水冲洗伤口。此外，面对由生石灰引起的烧伤，应当先清除掉皮肤上的石灰粉，再进行冲洗。切记不能将带有大量石灰粉的部位直接泡在水中，避免石灰遇水生热导致伤势加重。

如果出现硫酸、硝酸、盐酸等化学烧伤，应当先用大量的清水冲洗伤口，然后可以用小苏打中和伤口上的酸性物质，中和后再用大量的清水彻底清洗。

对于电流导致的烧、烫伤，应当先对失去呼吸和心跳的人员进行心肺复苏，然后再处理其伤口。电流烧伤极容易引起伤口感染，因此应及时告知医护人员烧伤原因，以便医护人员采取抗感染措施。

> **烧、烫伤急救注意事项**
>
> 1. 不要涂抹红药水或者紫药水，以免烫伤部位染色后，医生无法判断烫伤程度。
>
> 2. 创可贴会撕裂伤口，加深创伤，因此不要轻易使用创可贴。
>
> 3. 牙膏一般没有经过严格的杀菌，涂抹牙膏只会有利于细菌生长，从而让伤口受到感染。

八、冻伤

冻伤是指由于寒冷潮湿引起的人体局部或者全身的损伤。当身体长时间处于低温和潮湿环境中时，人体体表的血管就会发生痉挛，血液循环减

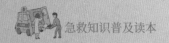

慢，人的细胞会因为缺血、缺氧受到损伤。

冻伤患者的一般症状为，冻伤部位刺痛并逐渐发麻，皮肤僵硬出现蓝色的斑点或变得苍白，患者冻伤部位难以移动或难以行走。严重冻伤患者会永久丧失感觉，其血管和软组织会永久损伤，冻伤的组织会坏死，并产生坏疽。

冻伤通常发生在寒冷的冬季，冻伤后如果患者处于过度疲劳、营养不良、肢体静止的状态，伤情会加重。因此，当我们遭遇冻伤或者发现冻伤时，应当积极采取一些急救措施。

第一，将患者转移到温暖的屋中或者帐篷内，并轻轻脱去患者冻伤部位的衣物以及其他束缚物，如戒指、手表等，以防血液不流通。

第二，温暖患处。局部皮肤冻伤的患者可以采用皮肤对皮肤的传热方式，达到温暖冻伤部位的目的。例如，手指冻伤的患者，可以将手指放到腋下取暖。在急救过程中，尽量不要按摩或摩擦患者的冻伤部位，或直接用火烘烤患处，以免冻伤加重。

如果有温水，可以将患者的冻伤部位浸入温水中。温水的温度一般以患者能接受的温度为宜，在浸泡过程中再慢慢升高水的温度。如果患者的耳朵、鼻子或者脸部冻伤，可以用热毛巾覆盖。当患者恢复血色或者感觉后，即可停止加温措施。恢复温度的患者不宜再次处于寒冷环境中，也不宜用刚刚缓解的脚走路。

第三，抬高患者冻伤部位，从而减轻患者肿痛程度，并用比较柔软的衣物或者纱布包裹或覆盖冻伤部位，然后将患者送往医院接受专业的治疗。

第四，如果患者全身冻伤，并且体温已经降到20℃以下，则患者的情况十分凶险。全身冻伤的患者会出现发呆、嗜睡等症状。若患者睡着，其体温则会逐渐降低，最终很有可能会被冻死。抢救者切记不要让患者睡觉，应当让患者保持清醒并鼓励患者振作。

如果全身冻伤患者的呼吸和脉搏变慢，抢救者应当保持患者呼吸道顺畅，必要时应当对患者进行人工呼吸，然后立即将患者送往医院。

　　为了预防冻伤，在日常生活中，我们可以积极主动地采取一些预防措施。

　　（1）经常锻炼身体，提高身体的抗寒能力；使用冷水洗脸洗手，以增强抗寒能力。

　　（2）冬季注意保暖。出门穿戴好棉鞋、手套，保护好手足、耳朵等容易冻伤的部位；经常揉搓手足，加强这些部位的血液循环。

　　（3）洗手、洗脸时尽量不要用碱性比较大的肥皂，洗手、洗脸后适当擦一些油质护肤品，如雪花膏、甘油等，以保持皮肤的湿润。

　　（4）患有贫血、营养不良等慢性疾病的人，平时除了积极治疗疾病以外，还要保证营养充足，以便身体内有足够的热量和较强的抵抗力。

> 预防冻伤"三不""三勤"
>
> 　三不：
> 　不穿潮湿或过紧的鞋袜；不长时间静止不动；不在无准备情况下单独登山。
> 　三勤：
> 　勤活动手脚；勤搓脸部和手足；勤用热水烫脚。

第六章

过敏与中毒情况急救

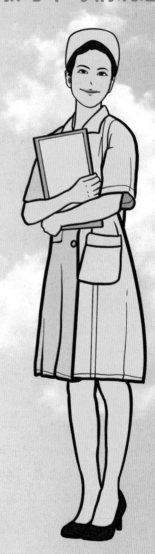

- 花粉过敏
- 食物过敏
- 食物中毒
- 药物中毒
- 煤气中毒
- 洗涤用品中毒
- 汞中毒

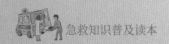

医学上的过敏症分为四类，其中最常见的过敏症有两种：一种是特应性（也叫速发型变应性）过敏，别一种是迟发型变应性过敏。花粉过敏一般在几分钟之内就会起反应，所以属于特应性过敏。其主要症状为皮肤起疹子、脱皮、肿胀等，重者可能会呼吸困难，甚至死亡。

每当季节变换、温差比较大时，或者温热潮湿的时候，一些较为敏感的人就出现皮肤过敏现象。

另外，在一些比较敏感的季节里，空气中散布的细菌孢子和花粉等致敏物质就会释放大量的组织胺，从而导致过敏体质的人鼻塞、打喷嚏、眼皮肿胀，或者出现全身皮肤起疹、脱皮等过敏症状，过敏比较严重或患有哮喘、鼻炎等疾病的患者甚至可能会有生命危险。

对待花粉过敏的患者，我们可以采取以下急救措施。

1. 判断过敏情况

患有过敏性鼻炎、荨麻疹或者支气管哮喘等疾病的患者如果出现过敏反应，一般症状为全身不适，口舌和手脚发麻，全身发痒，皮肤潮红、起疹，严重者还会出现头晕、心悸、哮喘、呼吸困难，甚至昏迷、停止呼吸等症状。

2. 酌情处理

由于患者的病史和过敏反应不同，抢救者在进行急救时应当酌情处理。针对皮肤潮红、起疹子等轻微症状的患者，抢救者只需将其尽快送往医院。针对头晕、哮喘等严重患者，则需要让其处于平卧状态，并解开其衣袖、领口。当患者呼吸困难时，抢救者需要抬高患者的上半身，并抬起患者的下颌，从而保证其呼吸顺畅，防止异物堵塞呼吸道（见图6-1）。

3. 向医院求救

若患者出现头晕、心悸、哮喘、呼吸困难、昏迷等严重症状，在对患者采取急救措施的同时，抢救者应当立即拨打急救电话，确保患者能够在最短的时间内得到专业的医疗救助。

4. 借助随身脱敏药物

在抢救过程中，如果患者意识清醒，抢救者可以帮助患者服用随身携带的扑尔敏、西替利嗪等常用抗过敏药物。如果患者出现窒息、昏迷状况，抢救者可以在患者身上搜寻是否有肾上腺素自动注射器等脱敏药物并及时注射。肾上腺素自动注射器的使用方法通常是将其注射到腿部，然后按摩注射部位10秒以上，从而让患者充分吸收药物。

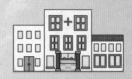

轻微症状，及时送往医院

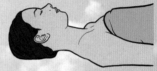

严重症状，平卧并解开衣领袖口

图6-1　花粉过敏的急救方式

5. 心肺复苏

如果患者出现意识丧失，颈动脉搏动消失，呼吸、心跳停止症状，抢救者需要对患者进行心肺复苏。

对花粉过敏或者有过敏性鼻炎、哮喘等病史的患者，在花粉飞散比较严重的季节一定要做好预防过敏的措施，并且掌握一些基本的预防花粉过敏的方法。

第一，外出时应当戴上帽子，并且最好选用花粉难以附着的纤维材质的帽子。此外，对于花粉过敏的患者来说，口罩也是必备的预防过敏装备。选用口罩时最好选择防护性比较

常见的预防过敏的食物

蜂蜜：喝蜂蜜可以起到免疫的功效，食用蜂蜜时最好选择当地产蜂蜜。

酸奶：乳酸菌能增强抵抗力，并可以在一定程度上缓解过敏症状。

胡萝卜：胡萝卜内含有的β-胡萝卜素能调节细胞内的平衡，从而使人不再有过敏反应。

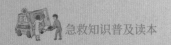

强，比较透气的材质，并且注意时常清洗口罩。

第二，过敏症患者应当注意饮食和营养的均衡：尽量少吃油腻、辛辣等刺激性食物；在日常生活中，可以多吃一些维生素丰富或者具有抗过敏功能的食物，从而加强自身的抵抗力。

第三，备好脱敏药物。易过敏者外出时应当备好扑尔敏、息斯敏等脱敏药物。如果在外发生皮肤瘙痒、咳嗽、发热等症状，应当迅速离开，并自行口服随身携带的脱敏药物。如果过敏症状比较严重，应当立即到医院诊治。

二、 食物过敏

食物过敏，又称食物变态反应，是免疫系统对某一特定食物产生的不正常的免疫反应，比如引起嘴唇麻木、皮疹、瘙痒等过敏反应，严重者还会出现过敏性休克、急性哮喘和喉头水肿等症状。

食物过敏是一种比较常见但又十分复杂的疾病，由于我们在日常生活中可以食用的食物种类繁多，不同地区的饮食习惯等也存在差异，食物过敏在诊断和治疗上存在着一定的困难。目前，在食物过敏的产生机理方面还存在着很多有待解决的问题，这进一步加深了食物过敏治疗的难度。

对过敏人群而言，一旦不注意饮食就会引起食物过敏。一般过敏者会出现皮肤红肿、发痒等症状。食物过敏反应发展得很快，如果不及时治疗很可能会危及生命。虽然近年来食品行业已经改进了食品的标签，消费者能够检查食品中的所有成分，但每年因为食物过敏死亡的案例依然存在，其中青少年发生食物过敏的风险最高。

有过敏反应的人员，尤其是过敏反应比较严重的人员应当随身携带脱敏药物。肾上腺素是最常用的治疗过敏的药物，但最好是在医生的指导下使用，并且肾上腺素的药效只是暂时的，所以当我们遇到食物过敏的人员时，最好及时采取一些急救措施。

首先，立即拨打急救电话。

其次，抢救者应当搜寻患者随身携带的脱敏药物。如果患者随身携带了肾上腺素自动注射器，抢救者应当立即将药物刺压注入患者的腿部并保持数秒，然后按摩注射的部位10秒，让患者充分吸收药物。

注射完肾上腺素以后，如果患者没有窒息反应，抢救者应当让患者服用随身携带的脱敏药物，然后保持平躺的姿势，并让其头部低于背部和脚。松开患者的紧身衣物并盖上毛毯，急救期间不要让患者喝任何东西。

> **预防食物过敏小措施**
>
> 　　**饮食清淡：**多吃新鲜的水果和蔬菜，禁止食用辛辣、刺激的食物。
>
> 　　**锻炼：**平时注意适度运动，从而改善体质，提高免疫力。
>
> 　　**注意卫生：**勤洗澡，勤更换衣物，经常开窗通风，保持室内空气清新、流通。

如果患者有呕吐或者吐血等症状，应当将他的头偏向一侧，或者让其面朝下趴着，从而避免呕吐物阻塞气管导致窒息。

在急救时，如果患者呼吸和心跳停止，颈动脉搏动消失，那么抢救者应立即为患者进行心肺复苏。

在日常生活中，我们食用的食物种类成千上万，但是并非所有的食物都会引发过敏反应。一般来说，过敏症患者通常对同族的食物过敏，也就是说只对某一类食物过敏。例如，如果患者对花生过敏，那么他对其他豆科类植物也会有不同程度的过敏反应。

一般在日常生活中，容易引起过敏的食物有：牛奶、鸡蛋等富含蛋白质的食物；鱼、虾、蟹等海产类食物；死鱼、死虾、死蟹等富含细菌的食物；洋葱、韭菜、香菜等具有特殊气味的食物；姜、辣椒、酒等刺激性食物；生核桃、生花生、柿子等生食类食物；米醋、蘑菇、酒糟等含有真

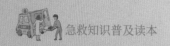

菌的食物；乌贼、蛤蚌、鱿鱼等富含蛋白质并且不易消化的食物；芝麻、各种豆类等种子类食物；其他一些外来不常见的食物（见图6-2）。

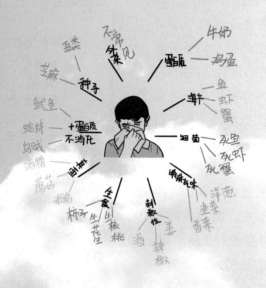

图6-2　常见的容易引起过敏的食物

三、食物中毒

　　食物中毒是指食用了被生物性、化学性有毒物质污染的食品，或者食用了含有有毒、有害物质的食品后出现的急性或者亚急性食源性疾病。食物中毒大多发生在夏季和秋季，一般分为非细菌性食物中毒和细菌性食物中毒两大类。

　　食物中毒的一般症状为恶心、呕吐、腹痛、腹泻，严重者还会出现脱水、酸中毒和休克等症状。我们一旦在身边发现食物中毒者，一定要冷静地分析发病的原因，并积极采取一些应急措施。一般来说，食物中毒的急救措施有以下几种：

1. 催吐法

食物中毒最快的急救方法，就是让患者尽快把吃进去的食物吐出来，从而把肠胃里的有毒食物清除干净。如果吃下的时间不长，可以采用催吐的方法进行急救。催吐法包括盐水催吐、姜汁催吐、探喉催吐等（见图6-3）。

第一，盐水催吐。盐水具有催吐的效果，食物中毒者可以饮用比较浓的盐水。如果喝一次吐不出来可以多喝几次，要尽量吐到没有东西为止。

第二，姜汁催吐。食物中毒者家里如果有生姜，可以立即把生姜捣成汁，然后用开水冲服。姜汁具有解毒护胃的功能，同时还可以催吐。

第三，探喉催吐。如果食物中毒者找不到盐和姜汁，也可以直接用筷子探喉。如果没有筷子，也可以直接用手压自己的喉部，从而达到催吐的效果。

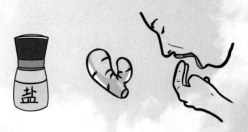

图 6-3 常见催吐法

2. 下泻法

如果食物中毒者吃下去的食物时间比较长，精神状态比较好，可以采用服用泻药的急救方法进行泻毒。常用的泻药需要根据医生处方才能购买，如果中毒者为老人，则需要和医生说明身体状况，以免因为服用泻药过量而使身体遭受其他伤害。

3. 解毒法

如果是食用变质的虾、蟹等食物引发的中毒，可以以1:2的比例将食醋和水混合后服下，也可以根据医生嘱咐服用其他解毒药物。如果是误食

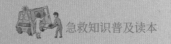

了变质的饮料或防腐剂，可以灌服鲜牛奶或者其他含有蛋白质的饮料。

此外，在日常生活中，还有很多可以解毒的蔬菜。例如，将白萝卜和红糖一起煎熬取汁，具有护肝排毒的疗效，可以解蘑菇中毒；将白菜捣烂取汁，并加入适量红糖饮用，有利于排泄毒素，可以解木薯中毒；将韭菜捣烂取汁饮用，也有解毒的效果。

如果采取以上急救措施以后，患者的症状仍未见好转，或者患者吐泻过频，严重脱水以及有其他比较严重的症状，抢救者应当立即将其送往医院救治。在救治过程中，抢救者应当给予患者良好的护理，如果患者可以饮水，应当让其积极饮用茶水或者淡盐水。

> **预防食物中毒小常识**
>
> 1.注意挑选和鉴别食物，如河豚鱼、毒蘑菇、发芽土豆等。
>
> 2.避免生熟食接触，交叉感染。
>
> 3.生吃瓜果、蔬菜时要洗净、消毒。
>
> 4.不随意采摘、食用不熟悉或者不认识的野果、野菜。

四、药物中毒

药物中毒是指误服药物或者用药超量以及滥用药物而引起的中毒。常见的药物中毒包括西药中毒、中药中毒和农药中毒等。不同药物中毒的临床症状和危害程度不尽相同，但中毒比较严重的患者，多数会死亡。

在日常生活中，药物主要是通过口、皮肤或者黏膜进入人体，而药物中毒的途径也是这些。慢性药物中毒者的主要表现有食欲不振、消瘦、便秘和生殖功能减退等；轻度药物中毒者的主要症状为头晕、恶心、呕吐、中枢神经兴奋等；药物中毒比较严重的患者可能出现昏迷、惊厥、呼吸困难等症状。

不同药物中毒的症状有所不同，如误服或超量服用安眠药、抗精神病药物，或者误食苦杏仁、白果等，可能会出现眩晕、视力模糊、全身麻木，甚至抽搐、昏迷等症状；误服或超量服用阿司匹林、洋地黄、鱼胆等，可能会出现恶心、腹痛、呕吐、胃出血等症状；误服或者超量服用氯丙嗪、人参、强心苷类药物等，可能会出现心悸、面色苍白、心律失常等症状。

一旦药物中毒，或者发现药物中毒者千万不要慌乱，应当立即拨打急救电话，并采取以下急救措施。

第一，清除药物。对于通过皮肤接触药物中毒者，抢救者需要立刻将其带离中毒现场，脱掉被污染的衣物和鞋袜，然后用大量清水或者肥皂水清洗被污染的皮肤；对待通过口服药物中毒者，要及时清除其口中的异物和残留的药物。

第二，判断中毒原因。中毒者如果尚有意识，抢救者应当及时询问其服用或接触的药物。如果中毒者已丧失意识，或者不愿透漏药物名称，抢救者可以在现场寻找盛放药物的容器，从而查看药物的种类。

此外，抢救者还可以通过气味辨别药物中毒种类。如果中毒者呼出的气体有蒜臭味，那么有可能是有机磷中毒；有乙醇香味，则为乙醇中毒；有臭鸡蛋味，则为含硫药物中毒；有梨味，则为醛类中毒；有鞋油味，则为硝基苯中毒。

第三，保持呼吸顺畅。如果中毒者出现昏迷，抢救者应当将其头部转向一侧，然后及时清理其呕吐物，从而避免呕吐物堵塞气道，引发窒息。

第四，催吐。当中毒者因误服或者超量服用药物导致中毒时，

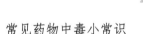

常见药物中毒小常识

1. 严格管理农药和药品，并将其放置在孩子触及不到的地方。

2. 用清水服用药物，切忌用酒等饮品服用药物。

3. 不同种类的药物不要同时服用，以免产生毒素，不要过量服用药物。

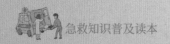
抢救者可以用蛋清或者牛奶、豆浆等食物与木炭粉混合后，让其服下，并用手指或者压舌板刺激患者舌根部催吐。

第五，导泻。在中毒者精神状态比较好时，抢救者可以让其服用一些导泻药，加快有毒药物的排出。常见的导泻药有果导片、硫酸镁等，如果身边没有这些药物，也可以用蓖麻油代替。

五、煤气中毒

煤气中毒就是一氧化碳中毒，它是指含碳物质燃烧不完全时的产物进入呼吸道引起的中毒。人体血液中血红蛋白与一氧化碳的结合能力比与氧结合的能力要强200多倍。因此，一旦一氧化碳与血红蛋白结合，就会迅速形成碳氧血红蛋白，致使血红蛋白丧失携氧功能，导致人体内组织窒息。

煤气中毒多发于秋季和冬季，其常见的原因有：一是在密闭屋中，使用煤炉取暖、做饭，导致一氧化碳大量积聚在屋中；二是使用管道煤气时，管道开关阀门没有关紧，管道漏气导致大量煤气逸出；三是使用燃气热水器洗浴时间过长；四是冬季在开着空调的汽车中睡觉，导致车内一氧化碳增加。

此外，矿井下发生爆破产生的炮烟，以及化肥厂使用煤气原料设备发生故障时，均有可能导致煤气中毒。

预防煤气中毒小常识

1. 冬季时常检查煤气管道是否畅通，室内通风是否良好。

2. 尽量不使用煤炉取暖，如果使用，应当遵守煤炉使用规则。

3. 时常检查燃气灶是否畅通，使用方法是否正确。

4. 如果进门闻到煤气味，应当立即打开门窗，并检查有无煤气泄漏情况。

　　煤气中毒分为轻度中毒、中度中毒和重度中毒三种。不同程度的煤气中毒者，其主要表现也不尽相同。

　　轻度煤气中毒者的中毒时间一般比较短，其血液中的碳氧血红蛋白通常只有10%~20%。主要会出现头疼眩晕、恶心、呕吐、心悸等症状，甚至有可能出现短暂的昏厥。但轻度中毒者一般比较清醒，当其吸入新鲜空气后，中毒症状就会迅速消失。

　　中度煤气中毒者的中毒时间比较长，其血液中的碳氧血红蛋白会达到30%~40%，其主要表现为意识模糊、皮肤苍白、虚脱甚至昏迷。中度中毒者如果能够得到及时抢救，一般在几天内就会恢复，并且没有后遗症。

　　重度煤气中毒者的中毒时间很长，通常为夜间睡觉时中毒，从而吸入过多的一氧化碳，导致血液中的碳氧血红蛋白高达50%以上。重度中毒者通常会出现深度昏迷、意识完全丧失、血压下降、四肢厥冷，甚至会很快死亡。此外，中毒者昏迷的时间越长，其后遗症越严重，比较常见的后遗症有痴呆、记忆力减退、肢体瘫痪等。

　　如发现有人煤气中毒，应当立即采取以下急救措施。

　　1. 立刻打开门窗，将中毒者转移到通风良好、空气新鲜的地方，并注意为其保暖。同时认真检查煤气泄漏的原因，以消除中毒隐患（见图6-4）。

　　2. 解开中毒者的衣扣，保持中毒者呼吸道顺畅。如果中毒者能够饮水，可以适当让其饮用一些热茶水或者其他热饮料。若中毒者的呼吸、心跳骤停，则应立即为其进行心肺复苏。

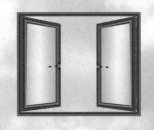

图6-4　开窗

　　3. 中毒者病情稳定后，应当尽快将其送往医院，进行专业的检查和治疗。治疗时，争取让中毒者尽快接受高压氧舱治疗，从而减少后遗症出现的概率。除重度煤气中毒之外，轻度和中度煤气中毒者同样需要高压氧舱

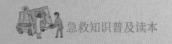

治疗。

4. 煤气中毒者经过治疗后，应当坚持每天清晨在空气新鲜的地方主动进行深呼吸和扩胸运动，以尽快恢复健康，减少后遗症。通常轻度和中度中毒者应当连续晨练 7~14 天，重度中毒者应当连续晨练 3~6 个月。

六、洗涤用品中毒

洗涤剂类产品种类繁多，通常有洗洁精、洗涤灵、柔顺剂、餐具洗涤剂等。洗涤用品大多是低毒或微毒化学物质，一般情况下对人体的危害不大。但如果人误服洗涤用品则很容易造成食道和胃部的化学性烧伤，从而致使口腔、咽喉、腹部等部位出现灼热性疼痛，严重者甚至会死亡。

随着日用化学用品的日益增多，人们的生活变得越来越方便、快捷。但很多日用品在给人们带来便利的同时，也给人们带来了不少麻烦。其中，洗涤用品就是让人们特别是家长头疼的一种物品。

尤其是对于有小孩的家庭来说，洗涤用品的危害尤为明显。一旦家长保管不善或与食物混放，小孩出于好奇心很可能会误服洗涤用品，进而出现严重后果。那么如果有人误服洗涤用品，我们可以采取哪些急救措施呢？

1. 洗衣剂中毒急救措施

洗衣剂包括洗衣粉和洗衣液，其主要成分为多种阴离子表面活性剂，如环氧乙烷、三聚磷酸钠无机盐助剂等。洗衣剂的成分大多为低毒或者无毒物质，但人如果误服洗衣剂，则会出现腹痛、腹泻、恶心、呕吐等症状；如果洗衣剂不小心溅到眼睛里，则会出现眼睛疼痛等症状。

当洗衣剂不小心溅到眼睛里时，应当及时用清水冲洗，冲洗时间不少于 10 分钟。如果出现畏光或其他不适症状，抢救者应当将该人员送往医院进行专业的治疗。如果小孩误服洗衣剂，抢救者可以立即给其服用牛奶或温开水，从而减少洗衣剂对肠胃的刺激，然后再将其送往医院。

2. 肥皂中毒急救措施

肥皂是比较常用的洗涤用品，其主要成分为含有脂肪酸的钾、钠、铵盐和其他游离脂肪酸。此外，有些肥皂还添加了硅酸钠、磷酸钠等水软化剂。肥皂为碱性物质，对皮肤和皮肤黏膜有一定的刺激。

若肥皂水不小心溅到眼睛里，则会出现眼涩、畏光、流泪、疼痛等症状；若误服肥皂水则会出现恶心、呕吐以及腹痛、腹泻等症状。因此，出现以上情况时，大家应当及时用清水冲洗被污染的眼睛，也可以服用牛奶。一般，肥皂中毒患者不需要到医院治疗。

> **预防洗涤用品中毒小常识**
>
> 1.将洗涤用品放到孩子接触不到的高处或锁在柜子中。
>
> 2.不要去掉洗涤用品的产品标签，保持产品标签完好无损。
>
> 3.用完洗涤用品后，立即盖上盖子，放回原处。
>
> 4.使用完洗涤用品后，立即清洗双手。

3. 柔顺剂中毒急救措施

衣物柔顺剂属于阳离子表面活性剂类，虽毒性比较弱，但具有刺激作用，对口腔、食管和消化道有一定的腐蚀性。误服柔顺剂会出现四肢无力、呕吐等症状，此时误服者应饮用牛奶或者活性炭，比较严重的应及时前往医院治疗。

4. 餐具、果蔬洗涤剂中毒急救措施

餐具、果蔬洗涤剂可以分为合成洗涤灵和天然植物油脂型洗洁灵。一般的餐具、果蔬洗涤剂不会对人体产生毒害作用，但对误服者则会产生一定的刺激作用，从而导致其出现腹痛、腹泻及恶心、呕吐症状。误服餐具、果蔬洗涤剂的人员，同样可以通过饮用牛奶或温开水缓解中毒症状。

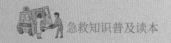
5. 漂白剂

漂白剂的主要成分为氯酸钠，分为消毒片和漂白粉，具有漂白和净化作用。漂白剂与氢氧化钠有相似的腐蚀作用，当其与胃接触时，会释放大量的次氯酸。

如果人的皮肤不慎接触漂白剂，则会出现红肿、瘙痒等症状。而误服漂白剂则会出现腹痛、呕吐甚至呼吸困难、肺水肿等症状。此时，抢救者应当尽快让误服漂白剂者服用牛奶、蛋清或活性炭，并立即将其送往医院治疗。

6. 厕所清洁剂中毒急救措施

厕所清洁剂的主要成分为消毒剂、表面活性剂等。不同的厕所清洁剂的成分有很大的差别，并且少数含有强酸，对皮肤和皮肤黏膜有一定的腐蚀作用。人的皮肤接触后会有剧痛感，误服后会出现严重的烧灼疼痛感，严重者甚至会出现消化道出血、休克等症状。

皮肤接触厕所清洁剂者应当立即用清水冲洗，冲洗时间不少于15分钟。误服者则应立即饮用大量的清水或牛奶。切记不要催吐，避免酸性液体反流损害食道和咽喉。烧灼感明显或出现其他严重症状者，应立即就医。

七、汞中毒

汞俗称水银，它是一种银白色的液态金属，在常温下可以蒸发。汞中毒一般为慢性中毒。主要发生在生产活动中，由于长期吸入汞蒸气和汞化合物粉尘所致。但在家庭中，人们通常因为水银温度计不慎破裂，从而导致汞中毒。

很多人都认为汞中毒离我们的生活很遥远，但其实，我们在日常生活中使用很多的东西都含有汞，如化妆品、农药等。其中，比较常见的汞中毒通常是由破碎的含汞体温表导致的。

有关专家调查，含汞体温表一旦被打碎，体温表里面的水银金属液体就会像小水滴一样，散落在地面各处，并迅速蒸发。但蒸发的水银并不会消失，它们只是隐藏在地板、地毯、衣柜等地方。当屋内门窗紧闭，空气不流通时，人们就会出现汞中毒现象。

相关专家测算，一个人待在汞浓度为1~3毫克每平方米的房间中，不超过两小时就会出现头痛、发烧、呼吸困难等症状。专家曾经在一间房间内打破两支水银体温表，此时室内的汞浓度为室外大气中汞浓度的1000倍。

而一支标准的水银体温表所含的汞重1克，当这1克汞在室内全部蒸发后，可以致使一间面积15平方米、3米高的房间内的汞浓度达到22.2毫克每平方米。因此，在家庭中，不慎打破水银体温表是非常危险的。如果不及时采取措施，很容易导致汞中毒。

此外，尽管体温表中的汞含量不高，但服用后也会引发急性肠胃炎、口腔炎等。那么，如果发生体温表汞中毒，我们到底应该如何做呢？

如果不慎打破体温表，导致汞蒸发，我们可以采取以下急救方法（见图6-5）。

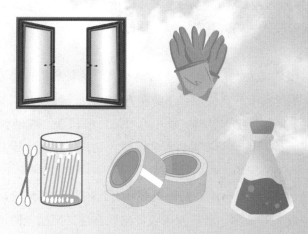

图6-5　汞中毒急救方法

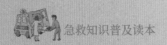

（1）立即开窗通风，并戴上橡胶手套，不要用手直接接触水银，避免皮肤过敏。此外，注意不要让金属手表或戒指类的物品接触水银。

（2）打碎体温表导致水银洒落在地上时，大家应当用湿润的小棉棒或者胶带将水银收集在一起，切记不要把收集起来的水银倒入下水道。正确的做法为将水银放在可封口的瓶子中，并在瓶中加入一些水，然后将瓶子密封好，交给环保部门处理。

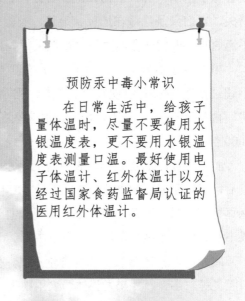

预防汞中毒小常识

在日常生活中，给孩子量体温时，尽量不要使用水银温度表，更不要用水银温度表测量口温。最好使用电子体温计、红外体温计以及经过国家食药监督局认证的医用红外体温计。

（3）如果皮肤和衣物上不慎沾染了汞，则应脱去被污染的衣物，然后用流动的清水清洗皮肤。若眼睛不慎接触到汞，则应当立即打开眼睑，用大量的流动清水或者生理盐水进行清洗。

（4）不慎吸入汞后，应当迅速离开现场，转移到空气清新的地方，并注意保暖。若吸入汞的人呼吸困难，抢救者应当对其进行人工呼吸。

如果用水银体温表测量口内温度时，患者不慎将水银体温表咬断，导致误食汞液，则抢救者应当采取以下急救方法。

（1）口服4个鸡蛋清和300毫升的牛奶，或口服20%活性炭溶液，使其快速吸附汞液，避免汞损害口腔和肠胃。切记，不要饮用盐水，以防增加汞吸收。

（2）当误食汞液者出现吞咽困难症状时，应当让其禁食，同时让其饮用绿豆汤、豆浆等液体。若误食汞液者陷入昏迷，应当及时清除其口腔异物，保持呼吸道畅通。

（3）对于口服汞化合物的急性中毒者，应当立即送往医院进行洗胃，同时可以用 50% 的硫酸镁导泻。在洗胃过程中，要警惕中毒者出现消化道穿孔。

第七章

咬伤和蜇伤情况急救

- 猫、狗咬伤
- 蛇咬伤
- 蚂蟥咬伤
- 海蜇蜇伤
- 其他咬伤和蜇伤

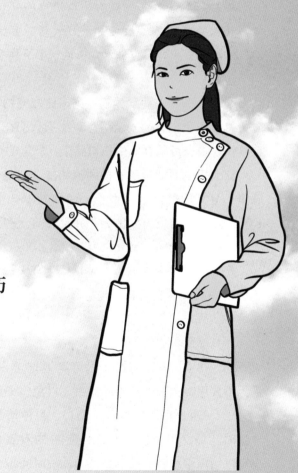

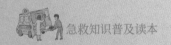

一、猫、狗咬伤

猫、狗等锋利、尖锐的牙齿造成的伤口，会引起人体组织损伤以及细菌感染，严重的甚至会导致狂犬病。狂犬病也称"疯狗病"和"恐水病"，患者主要表现为恐水、怕风、咽肌痉挛、进行性瘫痪等。

现在，很多人喜欢养猫养狗，这些宠物在给人们带来了很多乐趣的同时，也存在着很大的安全隐患。如果我们在与猫、狗接触中不慎被其抓伤或咬伤，很有可能会发生伤口感染，严重的伤口感染极易引发狂犬病。

狂犬病主要通过动物的唾液传播，它是一种潜在致命的中枢神经系统感染。狂犬病的潜伏期很长，通常为 1~3 个月，也有极少数的潜伏期为 1 年。狂犬病的威力非常大，并且目前没有可以治疗狂犬病的药物，因此人一旦感染狂犬病，其死亡率几乎达 100%。

此外，根据专家调查，不仅携带狂犬病的猫、狗可以致使人们感染狂犬病，看起来健康的猫、狗也有 5%~10% 的潜在狂犬病毒。因此，一旦被其咬伤，大家应当立即采取一些急救措施。

其具体急救方法如下。

（1）用力挤压伤口，尽可能地把带有毒素的污血排出去。切记，千万不要用嘴去吸伤口中的污血，以免感染。

（2）用最快的速度冲洗伤口，以便清除沾染在伤口上的狂犬病毒。冲洗时，最好用 20% 的肥皂水或 3% 的双氧水。如果没有肥皂和双氧水，也可以用清水或者冷盐水代替。冲洗时间不少于 15 分钟（见图 7-1）。

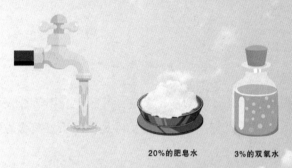

20%的肥皂水　　　3%的双氧水

图 7-1　猫、狗咬伤的急救方法

由于猫、狗咬伤的伤口往往外小里深，所以清洗时要尽量将伤口打开，使其充分暴露在外。必要时，可以用干净的牙刷、纱布或者较浓的肥皂水反复刷洗伤口，刷洗时间不得少于 30 分钟。

（3）被猫、狗咬伤后，处理伤口越早越好，最好在 2 个小时内进行。如果延迟了 1~3 天，也不要忽略伤口。即使伤口已经结痂，也要把结痂去掉，然后彻底冲洗伤口。

冲洗伤口完毕后，应当用碘酒或酒精对伤口进行局部消毒。切记不要包扎伤口。因为狂犬病毒属于厌氧病毒，如果伤口缺乏氧气，狂犬病毒会大量滋生。

（4）尽快将伤员送往医院注射狂犬病疫苗，千万不要舍近求远，长途跋涉地寻找大医院从而耽误病情。被猫、狗咬伤后，最好在 24 小时内注射狂犬病疫苗。

一般来说，注射狂犬病疫苗的时间分别为咬伤当天，第 3、7、14、30 天。如果由于某些原因未能及时注射，应当遵循早注射比晚注射好，晚注射比不注射好的原则进行注射。

> 预防狂犬病小常识
>
> 1．不要轻易招惹猫、狗，尤其是流浪猫、狗。
>
> 2．对于已经出现狂犬病的猫、狗应当立即捕杀，并深埋其尸体。
>
> 3．家养的猫、狗，一定要定期接种疫苗，并为其办理健康证。
>
> 4．携带猫、狗外出时，要给其系好绳索，避免伤人。

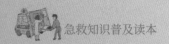

二、蛇咬伤

蛇咬伤是指被蛇的牙齿咬到肉，致使蛇牙或蛇牙附近分泌的毒液入侵伤口。一般被无毒的蛇咬伤，不会产生中毒反应。但若被毒蛇咬伤，则会严重中毒，有生命危险。

蛇分为有毒和无毒两种，中国的蛇类有 160 多种，其中有毒的蛇有 50 多种，有剧毒的蛇有 10 多种，如大眼镜蛇、蝮蛇、海蛇、五步蛇等。一般情况下蛇不会主动伤人，大多数蛇伤人都是因为有人故意挑逗或为保护其幼卵。

被无毒的蛇咬伤后，人的皮肤上只会留下细小的齿痕，有时可能会起小水疱，但没有生命危险。通常用酒精消毒，然后用纱布包扎好即可痊愈。

但若被毒蛇咬伤，则人的皮肤上会留有一个比较深的齿痕，蛇牙中含有的毒液也会进入身体组织内，并进入淋巴和血液中，从而出现严重的中毒反应。

被蛇咬伤之后，尤其是被毒蛇咬伤之后，如果能够及时采取一些急救措施，则会有效地缓解中毒症状，赢取一些治疗时间，从而提高治愈的概率。那么，被蛇咬伤后，我们在救护车到来之前，可以做些什么呢？

1. 保持镇定

一旦被蛇咬伤，不可慌张，一定要保持镇定，立即拨打急救电话求救。此外，除了蛇依旧在周围徘徊有再次伤人的可能，否则应当在原地保持不动。切不可慌忙奔跑、呼喊，以免血液循环加快，导致蛇毒迅速在体内蔓延。

2. 判断伤情

被蛇咬伤后，首先应当根据蛇的形状及伤口情况，判断咬自己的蛇是有毒的还是无毒的。一般毒蛇的头都呈三角形，颈部比较细，尾巴比较粗，蛇身颜色比较鲜艳，牙齿比较长。

　　被毒蛇咬的伤口一般比较深，会有两排深而粗的牙痕，被咬伤后15分钟内伤口可能会红肿并有疼痛感。在日常生活中，我们常见的蛇通常是无毒的。

　　3. 正确结扎

　　被咬伤后，大家应当在最快的时间内，在伤口上方大约10厘米的地方，用比较柔软的绳子或布条结扎并系紧。但需要注意的是，结扎后应当每隔20分钟将其松开1~2分钟，以防结扎时间过长，导致血液不流通造成肢体坏死（见图7-2）。

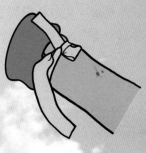

图7-2　正确结扎示意图

　　4. 清洗伤口

　　结扎完毕后，应当用消毒水或者肥皂水冲洗伤口。如果条件有限，也可以用清水冲洗。必要时，可以使用人尿冲洗。冲洗时，应当反复冲洗伤口四周的皮肤，从而将伤口周围的毒液稀释。切记不要用酒精进行冲洗。

　　5. 及时排毒

　　用小刀在伤口上拉开一个十字形口子（小刀最好先用火烤消一下毒），然后挤压出伤口周围的毒液。如果没有小刀，可以使用茶杯等器皿对伤口进行拔火罐处理。若没有工具，则需要用嘴吸吮伤口清除毒素。吸吮时，一定要保证口、腔和嘴唇没有破损。吸出的毒液应当立即吐掉，吸吮后要用清水漱口。

　　6. 冷敷和灼烧

　　为了防止蛇毒扩散，初步排

预防蛇咬小常识

　　1. 不要轻易尝试抓蛇或挑逗蛇，蛇被激怒后很容易伤人。

　　2. 在毒蛇出没的地方，应当尽量穿长裤、长袜。不要光脚或穿拖鞋，看见蛇要绕开走。

　　3. 在外露营时，应当选择空旷而干燥的地方，避免在杂物堆旁边扎营。

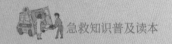
除毒液后，可以将伤口放在冷水中，从而降低血液循环的速度。如果没有冷水，用烟头熏烤伤口，也可以达到消毒的作用。

7. 及时送往医院

进行简单的处理之后，一定要及时到专业的蛇毒治疗医院，尽快注射抗毒血清。寻找医院时要注意，一定要确保医院存有抗蛇毒血清。千万不要病急乱投医，从而耽误了治疗的最佳时间。

三、蚂蟥咬伤

蚂蟥又称水蛭，是一种吸血动物。蚂蟥分为旱蚂蟥、水蚂蟥和寄生蚂蟥三种，其中前两种比较常见。蚂蟥咬伤是指蚂蟥吸附在人体皮肤上吸血，从而导致人体受到伤害。

我们常见的蚂蟥有旱蚂蟥和水蚂蟥。旱蚂蟥的巢穴一般在溪边的草丛之中，它们经常隐藏在腐败的枯枝烂叶中或者比较潮湿的地方。而水蚂蟥一般潜伏在水草中，一旦有人下水，水蚂蟥就会迅速游出，吸附在人的身体上饱餐一顿。

蚂蟥的头部有吸盘，具有一定的麻醉作用，所以蚂蟥刚刚吸附在人的皮肤上时，人通常没有明显的感觉。蚂蟥在叮咬人的时候，首先会用吸盘吸住皮肤，然后钻进皮肉中吸食人的血液，其吸血量十分大，高达其体重的 2~10 倍。

被蚂蟥咬伤后，体质比较敏感的人可能会出现风团、大疱甚至皮肤坏死等症状。此外，蚂蟥还可能进入女性阴道，引起女性阴道出血。比较小的蚂蟥还会钻入人的鼻腔，导致人鼻出血、鼻塞、鼻痛等。

发现蚂蟥吸附在皮肤上后，如果我们强行将蚂蟥拉下，则有可能致使蚂蟥的口器残留在伤口中，从而导致流血不止。因此，当遭遇蚂蟥吸食时，不要强拉硬拽，应当采取以下措施，使其自动脱离。

（1）用食醋、酒精或者比较浓的盐水将棉球浸湿，然后放在蚂蟥的头部。蚂蟥是软体动物，它对盐十分敏感。将高浓度的盐水洒到蚂蟥身上，蚂蟥就会因为高浓度盐水发生应激性收缩反应，从而导致体内的液体外渗，脱水而亡。

（2）用手拍打或者用针刺蚂蟥，也可以用烟油刺激蚂蟥的头部，致使蚂蟥自行脱落。如果条件允许，也可以用加热或者涂抹乙醇的方法，使蚂蟥自行离开。

（3）如果蚂蟥钻入鼻腔或者阴道内，可以在鼻腔或者阴道涂抹青鱼胆、香油或者蜂蜜，等到蚂蟥从体内出来后，再将其从身体上去除。还可以用 2% 的盐酸普鲁卡因溶液加上 0.1% 的肾上腺素将棉球浸湿，然后将棉球塞到鼻腔内，几分钟后蚂蟥就会失去活动力离开体内。

> 预防蚂蟥咬伤小常识
>
> 1. 在蚂蟥出没地区行走时，要穿长裤，并将裤腿套进袜筒内。
> 2. 在鞋面上涂抹一些肥皂、防蚊油或大蒜汁，防止蚂蟥附着。
> 3. 尽量饮用开水，不要饮用有寄生蚂蟥的水。

（4）被蚂蟥咬过的伤口如果出血，可以用 2% 的麻黄素溶液将棉球浸湿，然后用棉球压迫伤口，进行止血。

（5）用盐水冲洗伤口，然后用无菌纱布包扎伤口，并尽快注射破伤风抗毒素，避免伤口感染。

（6）若伤情轻微，则可以通过急救措施进行处理。如果伤情十分严重，应当立即将被咬伤者送往医院，尽快接受专业的救治。

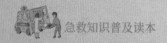

四、海蜇蜇伤

海蜇是一种淡蓝色海洋生物，它的身体分为伞部和口腕两部分，其中伞部厚而高，形如半球状。海蜇的伞部是无毒的，但是它伞部下面的触须是致命的凶器，能释放神经毒素。大部分情况下，人被海蜇蜇伤不会有生命危险，但如果是对其毒液十分敏感的人，则有可能死亡。

海蜇又叫水母，触须上具有密集的刺丝囊，每个刺丝囊中都有弯曲尖细的刺和有毒素的球囊。一旦海蜇接触到人体，其含有多种毒素的球囊就会释放毒素，并通过刺丝刺进入的皮肤中。

在我国，海蜇经常出现在黄海、渤海和东海北部。初秋是海蜇成熟的时节，这时海边经常会出现大量的海蜇。7月中旬到8月中旬是海蜇蜇人的高发期，很多人因徒手捞海蜇，或者在海边嬉戏而被海蜇蜇伤。

人体本身具有自我解毒的能力，因此轻微的蜇伤不会给人造成致命的伤害，一般会出现皮疹症状，严重时会出现肌肉痉挛、发烧现象。但如果有人全身多处被海蜇蜇伤，或被大型海蜇以及毒性较强的海蜇蜇伤，则会出现腹痛、出冷汗、发热、畏寒等症状，严重的或者对其毒液十分敏感的人，则有可能出现生命危险。

如果遇到被海蜇蜇伤的人，抢救者可以采取以下急救措施：

1. 保持镇定

在被海蜇蜇伤时，千万不要慌乱，应迅速离开海蜇活动的区域。

2. 去除触须

被海蜇蜇伤后，用醋或者海水冲洗伤口，然后用镊子、棍棒等工具去除吸附在皮肤上的海蜇触须。如果身边没有工具，可以戴上手套，用手去除触须。切记不要直接用手触摸触须，以免被蜇伤。

3. 抑制毒素

用海水、食醋或小苏打水冲洗或浸泡伤口，冲洗或浸泡的时间应在 30 分钟之内，这样可以抑制海蜇刺丝囊继续释放毒素。在去除海蜇刺丝囊和触须之前，千万不要用淡水、碱性液体冲洗伤口，也不要热敷、冷敷、揉搓按摩伤口，以防毒素加速释放。

4. 清除刺丝囊

将剃须膏或者苏打膏涂抹在伤口处，抑制刺丝囊释放毒素。然后用剃须刀或银行卡等物品，将皮肤内的刺丝囊清除掉。

5. 缓解症状

经过紧急处理后，用热水浸泡 20 分钟。热水温度不要超过 45℃，最好保持在被蜇伤者能够接受并且不会被烫伤的程度。此外，可以服用对乙酰氨基酚片止痛。服用苯海拉明、扑尔敏等药物可减轻瘙痒和过敏症状。

6. 预防感染

如果有人被严重蜇伤，应当包扎伤口，避免伤口感染，然后立即将其送往医院接受治疗。

7. 眼睛或口腔蜇伤处理

如果眼睛被海蜇蜇伤，应当使用人工泪液清洗眼部，然后用浸泡过醋酸的毛巾，擦拭眼睛周围的皮肤。擦拭时，注意不要让眼睛沾染上醋酸。如果口腔被海蜇蜇伤，则可以用稀释后的醋酸漱口。

> **预防海蜇蜇伤小常识**
>
> 1. 在海中游泳时遇到海蜇，要及时避开，不要因为好奇而接近或招惹海蜇，更不要主动触碰海蜇。
> 2. 游泳时，一定要遵守浴场的管理规定，在安全海域内游泳，以防被海蜇蜇伤。
> 3. 了解海蜇经常出没的海域，尽量不在海蜇成熟期游泳。

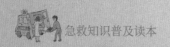

五、其他咬伤和蜇伤

除了猫、狗、蛇、蚂蟥、海蜇等生物以外，其他蚊虫、毒虫等物种的咬伤和蜇伤也不可忽视。例如，蝎子、蜘蛛，甚至蚊子的蜇咬，都有可能引发严重的疾病，并造成致命的伤害。

被蚊虫或者其他毒虫蜇咬，通常皮肤会出现轻微的肿胀、发红等问题，一般来说，不会危及生命。然而，被毒性比较强烈的蚊虫或者毒虫蜇咬，则有可能会产生严重的后果。若人的嘴部或喉部被蜇伤，也会存在潜在的危险。

被蚊虫、毒虫严重蜇伤或咬伤的伤员，很有可能出现呼吸困难、休克等现象。因此，处理蚊虫、毒虫的蜇咬时，最重要的是观察被咬伤者有没有产生过敏症状，或者嘴部、喉部肿胀人员的气管是否阻塞。

1. 被蜜蜂蜇伤的处理方法

蜜蜂一般不会主动攻击人，只有当其认为受到侵犯时，它们才会采取自我防护措施，即用毒刺蜇人。被蜜蜂蜇伤后，人的局部皮肤会出现疼痛和瘙痒，并有可能出现红肿、发热等过敏反应，严重者可能会出现过敏性休克。

当被蜜蜂蜇伤时，一定不要紧张，应当保持镇定。如果蜜蜂的毒刺刺入皮肤，应当先将毒刺拔出来。然后用肥皂水、食盐水、5%~10%的碳酸氢钠水或者3%的氨水清洗伤口。如果伤口扩大，可以服用扑尔敏、西替利嗪等药物。若蜇伤比较严重，出现呼吸困难等症状，应立即到最近的医院接受抢救。

2. 被蝎子蜇伤的处理方法

蝎子蜇人时，会用尾巴上的毒钩刺入人的皮肤，然后将神经性毒液注入人体。被蝎子蜇伤后，人的皮肤一般会出现疼痛、麻木、红肿等症状。

被毒性比较大的蝎子蜇伤后，还有可能出现生命危险。

一旦被蝎子蜇伤，应当立即将残留在皮肤内的毒刺拔出，然后迅速把伤口切开，并用力将伤口内的毒液清理出来，也可以使用拔火罐或者吸奶器将毒液吸出。条件不允许时，可以用嘴将毒液吸出。

清除毒液后，应当用高锰酸钾溶液清洗伤口，然后用相应的药物涂抹伤口。如果伤情比较严重，应当尽快前往医院接受治疗。

3. 被蜘蛛咬伤的处理方法

毒蜘蛛的毒液属于神经性毒液，对运动神经有麻痹作用。若被蜘蛛咬伤，则会出现局部红肿、疼痛现象，严重者会出现头晕、恶心、全身无力、畏寒，甚至休克等症状。

被毒蜘蛛咬伤后，应当以最快的速度自救。切记不要慌乱奔跑，因为这样反而会加快毒素扩散。被咬伤后应当快速用绳子或布条在伤口上方进行结扎，抑制毒素蔓延。然后尽快用流动的清水洗去伤口处的毒液。接着，用小刀将伤口划开，继续用水清洗。最后，尽快前往医院接受治疗。

4. 被蚊虫咬伤的处理方法

夏天随着温度升高，蚊虫也越来越多。被蚊虫叮咬后，皮肤会出现瘙痒、红肿等症状，通常蚊虫叮咬后红肿能够自行痊愈，但大家要注意预防感染，避免伤口恶化。

被蚊虫叮咬后，可以使用盐水冲洗患处，或者冰敷患处，达到缓解瘙痒的目的。然后在患处涂抹风油精、虫咬药水等止痒剂。若患处出现红肿现象，可以在患处涂抹皮炎平、肤轻松等药物，但要注意：这些药物不能长期使用。

第八章

急症急救常识

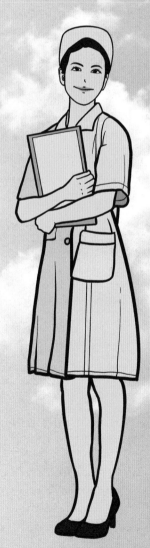

- 心脏病
- 脑血管病
- 哮喘
- 癫痫
- 贫血

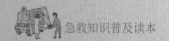

一、心脏病

心脏病是心脏疾病的总称，它是一类常见的循环系统疾病。循环系统是由心脏、血管和调节血液循环的神经体液组织构成的。根据流行病专家的研究，发现循环系统疾病的患病率和死亡率持续升高，其中心脏病是人类健康的头号杀手。

心脏对人体的作用，就像发动机对汽车的作用一样重要。心脏就是人体内一个强大的强力泵，只有心脏不断跳动，我们的生命才会得以延续。一旦心脏停止跳动，经过抢救后也不再跳动，那么就表明这个人的生命就此终止了。

正因为心脏在人体中起着如此重要的作用，所以心脏出现的各种疾病才会变成杀死人们的"头号杀手"。根据调查，世界上因心脏病而死亡的人口占总死亡人口的 $1/3$。在我国，每年因为心脏病死亡的人数高达几十万。

心脏病分为先天性心脏病和后天性心脏病。先天性心脏病大多为遗传性疾病，还有一部分是由于母亲在怀孕早期服用的药物导致的。后天性心脏病则大部分是由于高血压、糖尿病、慢性气管炎等导致的。

心脏病患者发病往往比较突然，没有任何预兆，很多时候都是由于情绪过于激动导致的。但在心脏病患者发病时，如果我们不懂得救助方法，就很有可能会导致患者失去生命。当心脏病患者发病时，我们除了拨打急救电话之外，还应当掌握一些心脏病急救常识。根据心脏病患者的不同病情，针对不同的心脏疾病采取不同的急救措施。

1. 心绞痛

心绞痛是冠心病患者比较容易出现的症状。当情绪比较激动、过度劳累、吸烟过多或天气比较寒冷时，患者的心前区很容易出现压迫性或窒息性疼痛，一般疼痛时间在 5~10 分钟。

当患者出现心绞痛时，抢救者应当立即让患者停止所有活动，然后就地坐下或者仰卧休息，并保持周围环境安静。接着，尽快让患者在舌下含服 1 片硝酸甘油或者 1~2 片消心痛，一般在 2~5 分钟内，其药效就会显现。

2. 急性心肌梗死

患者出现急性心肌梗死时，其疼痛的部位与心绞痛相同，但突发心肌梗死的患者的发病持续时间比较长，并伴随着恶心、呕吐、出汗等症状，其病情要比心绞痛严重很多。

一旦患者出现急性心肌梗死症状，抢救者应当立即让患者卧床休息，然后解开患者的衣领，保持周围空气流通。有条件时，可以立即让患者吸氧。同时让患者在舌下含服 1 片硝酸甘油，及时拨打急救电话。

心脏病患者注意事项

1. 早晨起床宜缓不宜急，起来后稍坐片刻，慢慢穿衣。

2. 排便时学会自我放松，轻轻用力，便后不要骤然站起。

3. 保持良好的生物钟，一天的睡眠时间不要少于 8 小时。

4. 忌食刺激、辛辣食物，严禁吸烟、喝酒，多吃水果蔬菜。

切记不要让患者乘坐公共汽车或者扶着患者步行去医院，以防病情加重。

3. 高血压

当高血压性心脏病患者出现血压突然升高、头痛并伴有恶心、呕吐症状时，应立即让病人卧床休息。如果有血压计，及时测量患者的血压和心率。若患者的血压过高，则可以让患者在舌下含服或口服 1~2 片硝苯地

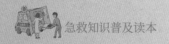

平或卡托普利。服药 20~30 分钟后，复查患者的血压。

4. 心力衰竭

当患有风湿性心脏病、肺心病、冠心病等心脏疾病的患者突然出现呼吸困难症状时，抢救者应当立即让病人保持半卧位，双足下垂，安静休息。若条件允许，应当立即让患者吸氧。切记不要随意给患者喂药，应尽快送往医院。

5. 心跳骤停

无论是哪种心脏疾病引起的心脏骤停，抢救者都要把握挽救生命的黄金 4 分钟。如果患者的呼吸和心跳停止，抢救者应当立即为患者进行心肺复苏。进行心肺复苏时，应每做 14 次胸外按压后，做 2 次人工呼吸，如此交替进行（见图 8-1）。在急救的同时，还应让旁观者帮忙拨打急救电话，在医务人员到来前不要停止抢救。

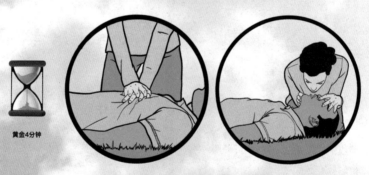

黄金4分钟

每14次胸外按压，做2次人工呼吸，两者交替进行

图 8-1　心脏骤停急救

二、脑血管病

脑血管病又叫脑血管意外或者脑卒中，俗称脑中风，它是指由于各种原因导致脑血管破裂或堵塞，致使脑血管功能发生障碍，从而引发的一系

列病症。常见的脑血管病可以分为两类：一是缺血性脑中风，二是出血性脑中风。

脑血管病是中老年人常见的疾病，其危险程度与心脏病一样，它们都具有发病率高、致残率高、复发率高、死亡率高、并发症多等特点。根据调查，我国大约每 15 秒就有一人突发急性脑血管病，每 21 秒就有一人死于急性脑血管病。

虽然现在的医学治疗手段十分先进，但是脑血管病的致死率依旧很高。其中，急性脑血管病的致死率是心肌梗死的 4~6 倍，并且脑血管病导致的经济负担是心肌梗死的 10 倍。目前，我国脑血管病患者和心脏病患者已经超过 2.7 亿人。

脑血管病可以分为急性脑血管病和慢性脑血管病。急性脑血管病主要包括脑出血、短暂性脑缺血发作、脑卒中等。慢性脑血管病主要包括脑动脉硬化、帕金森氏病、脑动脉盗血综合征等。

通常，慢性脑血管病的发病速度比较缓慢，而急性脑血管病发作比较突然，并且经常会危及患者的生命。因此，在日常生活中，如果我们遇到急性脑血管病的患者，应立即根据其病情采取一些紧急救助措施。

1. 脑出血急救措施

突发脑出血的患者在发作前常伴有剧烈的头痛，然后出现呕吐、昏迷、大小便失禁、偏瘫等症状。通常剧烈的头痛是脑出血最明显的症状，因此有既往病史的患者一旦出现剧烈头痛，首先

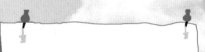

脑血管病患者注意事项

1. 饮食要注意，每顿饭吃七八成饱。

2. 要荤素搭配，不要偏食。

3. 限制食盐量，每日最好不要超过4克，尽量不吃咸菜、松花蛋、咸鱼等食物。

4. 坚持并有规律地做一些体育运动，如骑自行车、游泳、跳舞等。

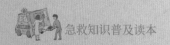

应当考虑脑出血的情况。

脑出血患者的急救原则为，不要乱动，冷敷头部，把握脑出血最初的黄金 5 分钟。具体急救措施如下：第一，迅速拨打急救电话，然后让患者侧身躺在平坦的地方，解开其衣领，减少肢体活动，保持镇定；第二，不要盲目搬动患者，将患者的头部偏向一方，保持其呼吸道顺畅；第三，减少患者头部晃动，天热时应当在患者头部放置冷毛巾、冰水或冰袋，从而减少脑部出血；第四，如患者血压过高，应帮助患者服用降压药。

2. 脑卒中急救措施

患者突发脑卒中时，其主要表现为说话不清楚、嘴歪、流口水、一侧面部或肢体麻木无力，有时甚至会出现站立不稳、晕倒等症状。

救助突发脑卒中患者时，抢救者应当先让患者歪头平躺，并将头肩部稍微垫高。如果患者口鼻内有呕吐物，应当先设法清除，然后迅速拨打急救电话。在等待救护车期间，抢救者应解开患者的衣领和腰带等，并安慰患者，使其保持镇定。此外，抢救者需要注意给患者保暖，避免患者受凉。

通常到达医院后，患者需要进行一系列的检查，如脑 CT、脑血管造影等。这些基础的检查往往比较紧密，因此家属在检查期间一定要保持镇定，不要因为害怕挪动患者，犹豫不决，从而耽误抢救时间。

此外，治疗脑卒中时，应当选择具有动脉溶栓医疗条件的急症医疗机构，并保证在发病后的 24 小时内，患者能得到动脉溶栓治疗，以提高患者的存活率。

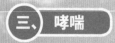

三、哮喘

哮喘是支气管哮喘的简称，是一种肺部疾病。哮喘的主要特征为可逆性气道阻塞、气道炎症和多种刺激的气道反应性增高。哮喘常见的诱发因素有空气污染，吸烟，呼吸道病毒感染，吸入冷空气或粉尘、花粉等。此外，精神或心理上的波动也易引发哮喘。

哮喘病患者注意事项

1. 外出时应随时添减衣物，尽量不要选择腈纶、涤纶或动物毛皮材料的衣物。

2. 尽量不食用海鱼、蟹、虾等易过敏食物。寒性哮喘患者应少食生梨、菠菜等偏凉食物。

3. 患者卧室应当保持一定的温度和湿度，以及保持空气流通。

4. 注意锻炼身体，并加强耐寒训练，从而增强免疫力。

支气管哮喘是一种气道变应性炎症和气道高反应性的疾病。严重的哮喘发作有可能会持续24小时以上。经过治疗后，患者依旧不能缓解，则称之为哮喘持续状态。哮喘发作时，患者不仅身心备受折磨，且存在生命危险。

哮喘病患者在发病时，一般会出现呼吸困难、面色苍白或发紫、心率加快等症状，严重者可能会大汗淋漓、血压下降、神志不清，甚至昏迷等。

此外，部分儿童在哮喘发作时喘气不会加快或变粗，而只出现持续咳嗽现象。因此，当哮喘患者出现咳嗽症状时，千万不要轻易忽略，或当作其他疾病简单处理。

哮喘患者在发病前，一般会有一些先兆症状，并且其先兆症状的发作时间长短不一，可以持续数秒或者数分钟，其主要表现为鼻痒、打喷嚏或者胸闷等。当哮喘患者发病时，抢救者应当保持镇定，根据实际情况采取救助措施。

第一，在日常生活中，要让患者远离激发哮喘发作的环境。例如，患者为过敏性体质，则尽量不要接触过敏源。若患者属于运动性哮喘，则尽量不要运动，尤其是剧烈运动。

第二，预防患者感染。哮喘本身就是一种炎症，当哮喘患者的身体出

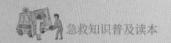

现其他炎症时，很容易引发哮喘。因此，具有哮喘病史的人平时应当预防感染，控制炎症发作，避免引发哮喘。

第三，如果在户外或野外遇到哮喘病发作的患者，我们应当迅速让其保持半卧位或者坐位，然后解开患者颈部的扣子或领带，保证其呼吸道顺畅。若患者出现呼吸困难现象，我们可以用手按摩其背部肌肉，帮助其改善呼吸状况。

第四，若周围围观的人过多，应当尽快疏散人群，保持患者周围空气畅通并安静，避免患者出现不安或焦虑情绪。如果条件允许，应尽早让患者吸氧。

第五，如果患者随身携带了支气管扩张剂，应立即帮助患者吸入，从而有效地帮助患者扩张支气管，缓解呼吸困难等症状。

第六，如果患者持续哮喘或者病情比较严重，可以让患者通过腹式呼吸法改善呼吸（见图8-2），并立即拨打急救电话。

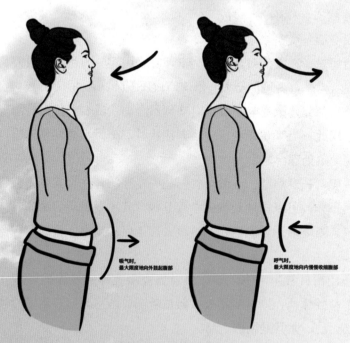

图8-2　腹式呼吸法

四、癫痫

癫痫是一种慢性且反复发作的短暂脑功能失调综合征，它是神经系统常见的疾病之一，其患病率非常高，仅次于脑中风。癫痫的患病率与年龄有很大的关系，一般1岁以内的婴幼儿患病率最高，随着年龄增长患病率会逐渐降低。

癫痫是最常见的一种神经系统疾病，据调查，大概每20个人中就有1人曾经发作过癫痫，每200人中可能就会有1人出现反复癫痫的症状。癫痫发作时患者一般会口吐白沫，四肢抽搐，两眼翻斜。

在日常生活中，人们对护理癫痫患者的方法知之甚少。一旦遇到癫痫发作者，经常采用掐人中、掐虎口，在患者嘴里塞毛巾、汤勺、钥匙等方法，以求达到急救的目的。但其实，人们采用的这些传统的急救招数容易导致癫痫发作者呼吸受阻，甚至导致窒息。

癫痫发作者一般会口吐白沫，两眼翻斜，四肢或头颈有规律地抽搐，全身绷紧，呈扭曲姿势。大部分患者癫痫发作时间只有1~2分钟。如果患者出现咬舌状况，通常只会少量出血，一般不会致死。

此外，据相关专家研究，癫痫发作时，只有极少数患者会咬到自己的舌头，所以遇到癫痫发作者时，专家并不主张在患者口腔内强行塞东西。那么，癫痫发作时应该怎样急救呢？下面，就为大家介绍几个救助癫痫发作患者的方法（见图8-3）。

（1）移开患者周围的危险物品，让患者处于仰卧体位，不要垫枕头。如果患者存在咬舌的危险，只需将压舌板垫在患者上下牙齿之间即可，不要强行往口腔内塞其他物品。注意不要随意搬动患者，不要让患者头部撞击地面或四肢卡在狭窄空间内。

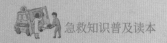
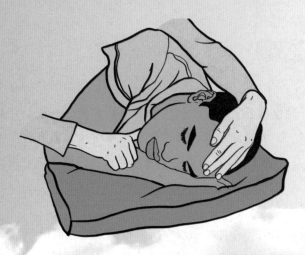

图 8-3 癫痫发作时的急救措施

(2) 将患者的头偏向一侧，防止呕吐物或口腔异物阻塞呼吸道。然后将患者的下颌抬起，防止舌头后坠堵塞气管，并将患者的领带及其他比较紧的衣物脱去，保持其血液流通顺畅。

(3) 在患者抽搐期间，不要强行按压或者控制患者的四肢，避免其强烈抖动时使肢体损伤。

(4) 如果患者出现昏迷或昏厥现象，应立即检查其呼吸、心跳是否停止。如果患者意识丧失但仍有呼吸，应当让患者保持侧卧体位，并密切观察其呼吸和脉搏的变化。若患者呼吸和心跳停止，则应立即对其进行心肺复苏。

(5) 针对呼吸困难、反

癫痫病患者注意事项

1. 不要进行过于强烈的体育运动，不要从事过于紧张的脑力工作。

2. 作息时间要规律，不要长时间看电视、手机，不要熬夜。

3. 饮食要清淡，不要过度饮酒、喝浓茶及暴饮暴食。

4. 尽量不要驾驶车辆，不要从事高空作业，不玩刺激性游乐项目。

复癫痫，或伴有其他严重症状的患者，应立即拨打急救电话，尽快将癫痫患者送往医院进行治疗。

在日常生活中，大多数癫痫患者都可以通过药物减少发病次数，只有极少数没有按时服药或过度疲劳、精神压力比较大的癫痫患者，会出现反复发作的情况。因此，癫痫患者只要平时多注意休息，按时服药，不过度饮酒，避免过度劳累，一般不会发作。

五、贫血

贫血是指人体循环血液中的红细胞和血红蛋白减少。按照贫血的进展速度，贫血可分为急性贫血和慢性贫血；按照血红蛋白浓度，贫血可分为轻度贫血、中度贫血和重度贫血；按照骨髓红系增生情况，贫血可分为增生性贫血和增生低下性贫血。

贫血依据不同的划分标准，可以划分为很多种类，在生活中最常见的为缺铁性贫血。我们血液中的氧会带着血红素在体内循环，而铁质是血红素中十分重要的部分。因此，缺铁性贫血就是人体血液中红细胞含铁量太少导致的。

一般来说，我们每天在食物中就可以获取足够的铁质，从而保证血红素的含铁量充足。如果平时对铁质摄取不足、身体吸收铁质的功能出现障碍，或者血液过度流失，

贫血病患者注意事项

1. 平时配合医生检查，听从医嘱服用药物，切记不要随便服用补血药物。

2. 注意时常食用绿色蔬菜、蛋、肉、鱼、水果等含铁食物，不要偏食。

3. 月经量过多的女性应当及时补充铁剂。

4. 劳逸结合，不要过度进行体育活动。

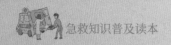
就会引发缺铁性贫血。

通常情况下，停经前的女性和孕妇比较容易患缺铁性贫血。一是因为女性每个月在生理期都会流失一定的血液，孕妇或哺乳期的女性在怀孕期间所需的铁质比较多；二是因为女性的造血造铁能力比较弱。

一旦人体体内或骨髓中储备的铁质过少或者消耗殆尽，人就会慢慢出现缺铁性贫血。此外，男性或停经后的女性若出现缺铁性贫血，很大程度上是因为长期性肠胃溃疡性出血、服用过量药物及患有癌症。

缺铁性贫血不太严重的患者，一般不会产生明显的症状，但是如果患者血液中的血红素铁含量过低，则会出现脸色苍白、身体虚弱、四肢无力、低血压等症状，比较严重的患者可能会出现头晕目眩，甚至昏迷等情况。

如果贫血患者突然晕倒，那么抢救者应及时采取下列急救措施。

（1）立即搀扶患者卧床休息，并去掉枕头，让患者的头部略低，从而保证患者头部有充足的血液供应。

（2）若患者口腔内有异物，应当立即清除掉，然后将患者的头部偏向一侧，以便于呕吐物或分泌物排出口腔。如果患者意识尚存，则可以适当给患者饮用一些浓茶或糖水（见图8-4）。

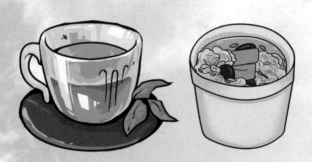

患者意识尚存，适当饮用一些浓茶或糖水

图8-4 贫血患者的急救措施

（3）如果患者出现神志不清、抽搐等症状，可用一些方法刺激病人恢复神志。

（4）如果患者呼吸和心跳停止，则应立即对其进行心肺复苏，并及时拨打急救电话，尽快让其得到专业治疗。

缺铁性贫血患者平时要注意休息，并按时服药。在日常生活中，应当注意饮食，均衡食用蛋黄、肝脏、红肉等富含铁质的食物。如果饮食中的铁质摄入量不足，或者严重缺铁，则必须及时补充铁剂。